骨科常见疾病术后分级康复手册

GUKE CHANGJIAN JIBING SHUHOU FENJI KANGFU SHOUCE

主　编　吴新宝

副主编　郭险峰　刘　波

编　者　刘晓华　李　旭

　　　　钟　珊　李　蔷

北京大学医学出版社

GUKE CHANGJIAN JIBING SHUHOU FENJI KANGFU SHOUCE

图书在版编目（CIP）数据

骨科常见疾病术后分级康复手册/吴新宝主编
. —北京：北京大学医学出版社，2017.12
ISBN 978-7-5659-1680-9

Ⅰ．①骨… Ⅱ．①吴… Ⅲ．①骨疾病－外科手术－康
复－手册 Ⅳ．①R680.9-62

中国版本图书馆 CIP 数据核字（2017）第 240198 号

骨科常见疾病术后分级康复手册

主　　编：吴新宝
出版发行：北京大学医学出版社
地　　址：(100191) 北京市海淀区学院路 38 号　北京大学医学部院内
电　　话：发行部 010-82802230；图书邮购 010-82802495
网　　址：http://www.pumpress.com.cn
E - mail：booksale@bjmu.edu.cn
印　　刷：中煤（北京）印务有限公司
经　　销：新华书店
责任编辑：袁朝阳　　责任校对：金彤文　　责任印制：李　啸
开　　本：710mm×1000mm　1/16　印张：7　字数：148 千字
版　　次：2017 年 12 月第 1 版　　2017 年 12 月第 1 次印刷
书　　号：ISBN 978-7-5659-1680-9
定　　价：30.00 元

序言一

随着《"健康中国 2030"规划纲要》的发布，我国医疗卫生工作的重点开始从"治病"向"健康"的方向转化。这意味着作为医务工作者，在临床工作中不能只是停留在治病的阶段，而应该在治病的同时更加关注患者是不是能够恢复功能、能够尽快重返社会。

骨科疾病与患者的运动功能息息相关。如果只重视疾病的治疗，不关注康复治疗，患者四肢、脊柱的功能或多或少都会受到影响。他们重新获得日常生活能力及重返社会或工作的能力必然会受到影响。

众所周知，世界发达国家骨科疾病的治疗是以团队工作的模式展开的。骨科医师、康复科医师及治疗师、护士作为一个不可分割的团队开展治疗。临床及康复治疗结合为一体、疾病治疗与功能恢复结合为一体，使得患者在疾病治疗的同时获得肢体功能最大限度的恢复。

我国的骨科康复医学起步较晚，与世界先进水平、与社会的需求差距较大。北京市科学技术委员会于 2013 年确立"骨科常见疾病术后康复模式和临床路径研究"为重点科研项目，本研究将膝关节、肘关节周围骨折和腰椎退行性疾病的围术期康复列为研究内容。北京市九家综合性医院参与了该项目，该项目通过 2000 多例大样本前瞻性队列研究证实：骨科康复一体化模式和临床路径符合我国骨科康复工作的需要，切实可行，可以在保证安全性的前提下更有效地改善患者的功能，使患者更快更好地恢复日常生活能力，重返工作岗位，具有良好的社会效益和经济效益。

由于我国的三级康复网络不健全，患者出院后康复治疗存在困难，课题组针对上述问题制订了出院后的三级康复方案指导各阶段的康复治疗。吴新宝教授及郭险峰、刘波主任医师根据该课题的研究成果重新整理汇编成为《骨科常见疾病术后康复手册》一书。本书图文并茂、言简意赅，不仅可以成为骨科、康复科医师、康复治疗师的案头书，还可作为膝关节、肘关节周围骨折和腰椎退行性疾病患者术后康复治疗的指导用书。对于康复医院和社区卫生服务中心相应疾病术后的康复治疗工作也有非常实用的指导意义。

该书也必将为推广骨科康复一体化模式和规范化的骨科疾病术后康复临床路径做出重要贡献。

周谋望　北京大学第三医院
2017 年 5 月 12 日于北京

序言二

  现代医学主要有三大分支：预防医学、临床医学和康复医学。预防医学是针对病因进行疾病的预防和控制，临床医学是针对病人和疾病的治疗，而康复医学是针对疾病后遗症或伤残等的康复治疗。早期现代医学重点是疾病的预防和治疗，而康复医学是 20 世纪中叶才出现的一门新兴学科，它是一门以消除和减轻功能障碍、弥补和重建功能缺失、改善和提高人的各方面功能为目的的医学学科。康复医学已被认为是提高人民生活质量的关键，而骨科康复是康复医学中最重要的组成部分之一。我国骨科技术水平紧跟世界潮流，但骨科康复发展相对滞后，使得最终的治疗效果与世界水平差距较大。为此，北京市科学技术委员会在广泛调研的基础上于 2013 年确立了"骨科常见疾病术后康复模式和临床路径研究"这一重大项目，经全市招标，该项目由解放军总医院第一附属医院牵头，和积水潭医院、北京大学第三医院共同作为课题负责单位，成立了北京市九家大型三甲医院和数家二级医院、社区医院共同组成的研究团队，开展了三年的前瞻性临床对照研究，取得了丰硕的研究成果。

  随着医疗改革的深入，骨科手术患者住院时间越来越短，多数患者的术后康复均在出院后进行。由于国家分级医疗体系的建立，越来越多的骨科术后患者需要回到二级医院、社区医院甚至家庭中进行康复锻炼，而目前国内缺乏骨科术后患者分级康复的相关指南或手册。承担"骨科常见疾病术后分级康复方案研究"课题的吴新宝教授和郭险峰、刘波教授带领他们的团队，通过大量的文献调研和专家论证，并结合积水潭医院数十年丰富的临床治疗和康复经验，编写了《骨科常见疾病术后分级康复手册》。该手册内涉及的技术方法在北京十余家三甲医院、二级医院和社区医院得以应用，并进行了包括 2000 多例患者的临床对照研究，获得非常满意的效果。课题完成后，北京积水潭医院研究团队根据研究中发现的问题和各应用单位反馈的意见对手册进行修订和完善，使其更加具有科学性、实用性和可操作性，以便于在各级医疗单位和患者家庭推广。

  该手册所述的骨科常见疾病术后康复相关知识全面、详尽，各种康复方法图文并茂，康复阶段目标、时间节点具体明确，是广大骨科术后患者极好的康复指南，是各级医院骨科医师和康复师不可多得的工具书。相信该手册的出版发行必将促进北京乃至全国骨科常见疾病患者术后康复的普及和推广。

侯树勋 解放军总医院第一附属医院

2017 年 5 月

前言

常言道："三分治七分养"，对于外科疾病来说，"三分治"指的是手术，而"七分养"指手术后的康复。可见，术后康复在疾病治疗效果中起重要作用，尤其是骨科疾病，术后康复更加重要，直接决定着功能恢复的好坏。

骨科医生历来重视康复。早在20世纪60年代，时任北京积水潭医院院长孟继懋教授就调集精兵强将，在国内率先成立了物理康复科，这在骨科患者术后的康复中发挥了重要作用。进入20世纪90年代，随着中外骨科学界交流的日益增多，中国骨科医生逐渐认识到，西方国家骨科康复一体化的工作模式、康复治疗师扎实的理论和熟练的治疗技术大大提高了骨科患者术后的恢复速度和功能水平，减少了残疾的发生。我国骨科康复治疗水平相对落后，主要体现在骨科医生重手术而轻康复，康复医生缺乏对骨科疾病手术治疗的了解，加上大部分患者也缺乏对术后康复的认识，所以造成骨科患者手术后不能及时有效地得到康复治疗和指导，使整体治疗效果未达到最佳。

本书缘起北京市科学技术委员会重点科研项目"骨科常见疾病术后康复模式和临床路径研究"。本研究证明骨科康复一体化模式、早期康复、出院后根据就近原则到二级医院或社区医院进行继续康复可以有效提高患者功能。本书把经过研究证实的骨科常见疾病术后分级康复方案汇集成册出版，希望达到以下目的：第一，请同行多提宝贵意见，编者可以对方案中的不足加以改正和完善；第二，希望这本小册子提供的一些基本的康复理论、康复技巧、康复程序，可以对有志于开展骨科术后康复的同行有所帮助；第三，吸引更多的同行关注骨科康复，积极推动骨科康复事业的发展。

本手册编写的目的是力求抛砖引玉，吸引更多专家提出更好的理论、方案和技术，并希望将好的方法、建议反馈给作者。

感谢阅读本书，祝愿骨科康复事业蓬勃发展！

吴新宝 北京积水潭医院
2017 年 5 月

目　录

第一章　肘关节骨折术后康复基本原则

一、康复目标

- 恢复患者功能：包括关节活动度、力量、灵活性、无痛、无慢性炎症。
- 预防及减少并发症：包括关节僵硬、骨化性肌炎、尺神经炎、创伤性关节炎。

二、适用技术

- 炎症控制方法：包括冷敷、非甾体类抗炎药物、理疗（激光）。
- 维持与改善关节活动度：包括被动活动（患者自己进行、治疗师进行、关节松动、牵引、支具）、主动活动（患者自主、辅助主动活动）。
- 肌肉力量训练：包括等长训练、等张训练。
- 功能训练：通过上肢日常生活进行训练。
- 疼痛控制技术：包括中频电疗、激光照射、冷敷。
- 创伤性关节炎的预防与控制：包括健康教育、功能训练。

三、以上技术可能导致的风险

1. 内固定松动、断裂或同时合并骨折区域再次骨折，原因如下。
- 超过骨折区域屈服点的应力：包括杠杆作用造成的较大的力矩；相对于骨干长轴的剪切力、扭转力、张力。
2. 内固定覆盖区域与未覆盖区域交接区发生骨折，原因如下。
- 骨质疏松：应力遮挡导致内固定覆盖区域失用性骨质疏松；缺乏肌肉的主动收缩导致失用性骨质疏松；其他原因导致的骨质疏松。
- 内固定的切割作用：张力带钢丝。
- 不恰当的康复训练：如与骨骼长轴呈切线位的作用力、较大的杠杆力矩。
3. 急性期炎症加重或转为慢性炎症，原因如下。
- 处于炎症急性期（术后两周）时粗暴的被动活动。
- 处于亚急性炎症期时过度的被动活动、超过组织负荷强度的主动活动。

4. 骨化性肌炎　由粗暴的康复训练导致。

四、风险预防机制

- 患者教育：包括生物力学知识、训练方案介绍、潜在风险、疼痛自我管理、健康知识宣教。
- 预警机制：告知何种情况下需要联系手术医生（如发生尺神经炎、骨化性肌炎、创伤性关节炎、关节僵硬、严重肿胀）。
- 综合骨骼内固定复合体的强度与软组织愈合情况，确定各类康复技术开始使用的时间（带有一定风险的技术在社区及家庭康复中推迟开始使用时间或不应用）。

五、康复技术的分级

以上技术中对患者存在一定风险的包括关节松动术、牵引、等张训练、腰椎稳定性训练、步态训练（开始负重）。为控制康复中的风险，特制订分级康复方案，要点如下：

- 三级技术：适用于三级医院，包括以上所有技术。
- 二级技术：适用于二级医院，包括上述技术中的大部分技术，但牵引技术、关节松动技术需要慎用。
- 一级技术：适用于社区医疗中心，包括部分上述技术中，不包括关节松动术、牵引技术。
- 家庭康复技术：适用于家庭康复训练的患者，包括部分上述技术，不包括关节松动术、牵引技术、物理治疗技术。

附录1　部分康复技术的潜在风险性评估

- 牵引：沿着骨骼长轴的牵引通常是安全的，牵引方向与骨骼长轴成垂直方向，如在肘关节的屈曲位牵引将对骨骼产生较大的剪切或折弯应力，骨折或内固定断裂的风险增大。
- 肌肉力量训练：等长收缩的方向基本平行于骨骼长轴，因此是安全的。如果肌肉附着于骨折块，则早期的肌肉收缩训练可能导致骨折块的移位（如尺骨鹰嘴骨折患者进行抗阻伸肘练习时）。

附录2　急性炎症、亚急性炎症、慢性炎症对肢体功能的影响

手术区域的软组织由于原发创伤及手术本身的损伤而被破坏，损伤激发炎症反应。适度的炎症会修复组织，这是对人体有利的病理变化；但过度的炎症反应会损害组织，因此应予控制。在术后2周内，软组织处于急性炎症期，此时的措施是适当控制炎症，包括冰敷、无痛情况下活动。急性炎症期后，组织的修复通

过亚急性炎症进行，此期应注意避免过度活动、粗暴牵拉等康复措施，避免亚急性炎症转向慢性炎症，因为慢性炎症将导致软组织的修复偏离正确的方向，修复的组织僵硬、延展性差、组织强度差，导致关节僵硬、疼痛。

不同时期炎症对肢体功能康复的影响如下。

- 急性炎症：由原发创伤所激活，如肘关节骨折，伴有红、肿、热、痛和功能障碍。临床表现与受累部位范围大小有关。骨折后激发急性炎症，其后施行的手术对此过程造成影响，急性炎症过程趋于复杂，临床表现为部分术后患者出现手术区域的严重肿胀，少数患者的炎症反应因此转变为慢性炎症，从而对康复过程、康复效果造成不良影响。

- 亚急性炎症：在组织修复期无其他损伤情况（粗暴牵引、过度活动等）时，受损伤组织的修复过程从急性炎症逐渐转变为亚急性炎症，此时组织的修复过程持续、合理、适度进行，直至组织完全修复，亚急性炎症也随之结束。伴有的临床表现为：在所能达到的范围内自如活动，在活动范围终点处有不适感。康复早期损伤组织的过度活动、对损伤组织的粗暴牵伸将造成炎症区域组织的再次损伤，从而导致亚急性炎症转变为不利于组织修复的慢性炎症。

- 慢性炎症：在组织未完全修复时，受到了再次或重复性的微小创伤，伴有的临床表现为：在活动前或休息后出现僵硬和不适感。

根据以上理论，应在康复的不同阶段根据软组织的炎症分期进行合理的康复治疗。

在康复早期，组织处于急性炎症期，一般为手术后的第1周、第2周，可进行以下练习或运动：①在无不适感情况下增加活动范围；②在无不适感情况下增强肌力；③在无不适感情况下增强本体感觉；④不进行抗阻练习；⑤配合全身状态的维持运动。

在康复中期，组织处于亚急性期，一般为术后的第3周到第6～8周，根据情况可逐渐进行：①双侧肢体的练习；②抗阻练习。

晋级标准：①达到正常活动范围的2/3；②有向心/离心控制能力；③在所达到的活动范围内活动时无不适感；④没有或只有很微小的肿胀。

在康复晚期，组织已经完成修复，一般在手术8周以后。此时，组织可能残存僵硬、挛缩，如果骨折已经临床愈合，则可以进行牵引治疗。

晋级标准：①全部或与对侧相同的活动范围；②有向心/离心控制能力；③无疼痛；④没有或只有很微小的肿胀。

康复末期：根据患者工作需要进行专项训练。

附录3　康复基本原则

第一，根据组织恢复的不同时期确定操作原则和操作内容。

第二，注重全身功能的维持与提高。

第三，早期预防与发现并发症。

附录 4　常见并发症的处理

• 肘关节：常见并发症有骨化性肌炎、尺神经炎。

如果肘关节持续肿胀、僵硬，需要做 X 线检查，如发现骨化性肌炎须马上通知手术医生，适当降低康复的强度；如出现前臂、手部尺侧区域的麻木感，应通知手术医生，避免肘关节的持续屈曲练习。

第二章 三级医院肘关节骨折术后康复方案

一、肘关节骨折概述

肘关节由肱骨远端和尺骨、桡骨上端构成，包括三个关节，分别是肱尺关节、肱桡关节及上尺桡关节，前两个关节参与肘关节屈伸活动，上尺桡关节与前臂骨、下尺桡关节共同参与前臂旋转活动。肘关节骨折包括肱骨远端骨折、尺骨近端（尺骨鹰嘴及冠状突）骨折及桡骨头骨折、桡骨颈骨折。手术不仅需要重建骨性结构的正常解剖，还须保证肘关节的稳定。因此在某些不稳定的骨折脱位中，还需要重建内、外侧韧带或使用外固定支具保护。术后根据骨折的内固定情况及关节稳定情况可分为：

1. 骨折固定稳定，关节稳定，允许早期微痛范围内进行主动和被动活动。
2. 骨折固定稳定，关节不稳定，可在外固定或支具保护下做一定范围内的活动。
3. 骨折固定不稳定，需要外固定保护，延迟到4～6周后再开始活动。

二、肘关节骨折康复概述

肘关节骨折术后的康复目标是恢复功能，预防及减轻并发症。必须考虑到关节活动度和稳定性是同等重要的，不能为发展一方面而牺牲另一方面。在安全的范围下关节活动度锻炼宜尽早开始，以防僵硬发生。如果骨折不稳定，可以在保护下进行。康复措施的选择与伤口愈合的阶段有关，在不同阶段应采取适宜恰当的技术来促进愈合，避免炎症慢性化。

肘关节骨折患者术后关节功能的恢复因创伤程度、手术类型及个体差异等情况而有所不同。肘关节僵硬的原因包括关节囊挛缩瘢痕化、关节周围肌肉韧带挛缩、关节周围组织发生异位骨化及关节面重建不满意等。

三、术后第一阶段：炎症/保护（第0～2周）

骨折端骨膜、骨质和骨髓等组织损伤断裂，同时损伤骨骼周围的小血管，引起血管破裂，形成血肿。血肿刺激骨折部位的毛细血管、成纤维细胞再生，从骨折两端同时向血肿内生长，形成肉芽组织，将两个骨折端连接形成纤维愈合。

这一阶段的治疗重点是保护修复后和受损的结构。

1. 目标

- 保护性制动。
- 控制水肿和疼痛。
- 未损伤关节的全范围活动。
- 安全范围内达到肘关节主动活动度（AROM）。
- 独立完成家庭康复计划。

2. 注意事项

- 只能在规定的安全范围内练习。
- 如病情需要较长时期内应用支具或石膏，应观察在肘部后方支具或石膏固定的受压区。
- 不能被动推拿。
- 不能过分活动，否则会加重炎症和疼痛。
- 术后使用支具或石膏保护时，注意观察末梢血运、手指活动。

3. 患者情况评估

- 组织炎症：有无严重的肿胀。
- 疼痛：是否存在持续的、剧烈的疼痛。
- 肌肉功能：力量大小；主动活动度范围与被动活动度范围是否差距较大。
- 关节活动度：每一周到两周应逐渐增加。

4. 治疗措施　本期操作内容延续临床路径第 7 天以后的内容。

（1）水肿和疼痛的处理：

- 抬高患肢，体位正确，冷冻疗法，轻型加压包扎（或弹力绷带）。

（2）未受累关节的活动范围：

- 手：肌腱滑动（手完全屈曲至远端掌横纹），拇指向各个方向活动，分指练习。每天 3 次，每次 20 个。
- 腕：腕关节屈伸练习。每天 3 次，每次 20 个。
- 肩：在仰卧位戴着夹板进行各个方向的主动或辅助主动关节活动度练习。

（3）肘部活动范围：仅适用于稳定型骨折脱位，且仅限于修复后结构的允许范围内（由临床医生确定允许范围）。

- 拆除支具以便早期进行主动辅助关节活动度练习，每天活动 3～4 次，每次 10 个。
- 在无重力或重力辅助体位下进行安全范围内的活动（见图 2-1、图 2-2）。

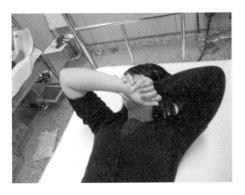 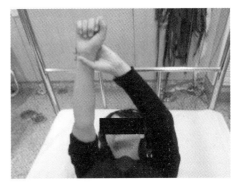

图 2-1　仰卧，健肢保护下，患者主动屈肘　　图 2-2　仰卧，健肢保护下，患者主动伸肘

- 若允许可进行前臂的旋前/旋后（见图 2-3、图 2-4）（家庭康复患者不进行）练习。

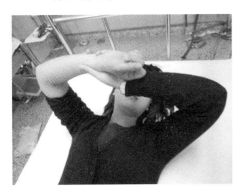 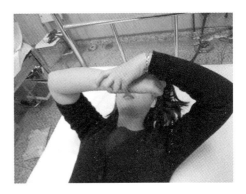

图 2-3　仰卧，健肢保护下，患者主动前臂　　图 2-4　仰卧，健肢保护下，患者主动前臂
　　　　旋前　　　　　　　　　　　　　　　　　　　　旋后

5. 特殊情况处理

- 练习后组织肿胀明显，持续抬高患肢，肘关节使用冰敷，每次 20 分钟，每天 3 次。
- 若出现持续剧烈的疼痛，首先评估手指血运情况，有无前臂、手部麻木，有无感觉功能异常，如有上述情况应通知手术医生会诊以排除前臂骨筋膜室综合征。如可排除骨筋膜室综合征，可使用冰敷治疗，每天 3~4 次，每次 20 分钟。
- 不稳定：活动时错动或有恐惧感，需要找医生复查，重新评估后再进行康复治疗。
- 内固定失效：内固定物突出、骨折部位畸形，需要找医生复查，重新评估后再进行康复治疗。
- 尺神经炎：若环指、小指有麻木感，部分患者体检有环指、小指感觉减退或手内在肌群力量减低，需要找医生复查，重新评估后再进行康复治疗。

- 其他：若出现皮下血肿、伤口渗出、愈合不良等，需要找医生复查，重新评估后再进行康复治疗。

6. 晋级标准

- 骨折固定稳定。

- 关节稳定。

四、术后第二阶段：纤维形成/骨折稳定（第3～8周）

骨膜内的成骨细胞大量分裂增生，形成新生骨，沿着血肿机化后形成纤维组织，将骨折两端连接在一起，但仍不能持重。

如果骨折和关节达到稳定状态，第二阶段的治疗可以尽早开始，甚至从第一天开始。

1. 目标

- 在无痛范围内肘关节和前臂达到最大限度主动/被动活动范围。

- 控制水肿和炎症。

- 减少瘢痕粘连。

- 增加远端肌力和近端稳定肌力。

- 改善肌肉-肌腱长度。

- 恢复用患肢完成轻度功能活动。

2. 注意事项

- 经医生同意进行全范围的主动/被动活动。

- 监控对活动范围的反应：避免发生炎症和（或）疼痛加剧。

- 注意前臂和（或）肘关节的早期挛缩。

- 不做三级或四级的关节松动术。

- 不做抗阻力练习或活动。

3. 患者情况评估

- 组织炎症：是否肿胀明显，有无静息时疼痛，组织是否有局部紧张、触痛。

- 疼痛：关节活动时有无剧烈疼痛。

- 肌肉功能：是否可主动完成肘关节屈曲、伸展动作；主动活动度范围与被动活动度范围是否差距较大。

- 关节活动度：每1～2周应逐渐增加。

- 神经情况：有无环指、小指感觉麻木。

4. 治疗措施

（1）保护：

- 在行走、睡觉或进行有风险的活动时可酌情使用支具。

（2）活动范围练习：

- 在抗重力下进行主动练习、辅助主动练习（见图 2-5、图 2-6、图 2-7、图 2-8、图 2-9、图 2-10）。

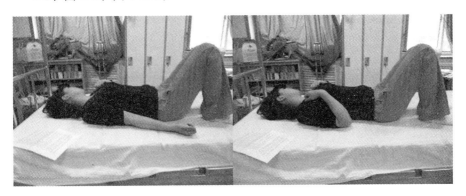

图 2-5 仰卧，肘关节主动屈曲练习

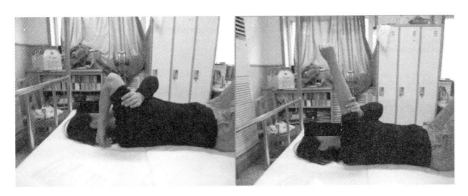

图 2-6 仰卧，肩关节前屈 90°位，肘关节主动伸直

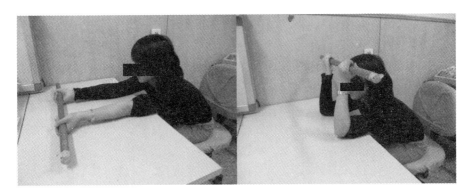

图 2-7 用体操棒辅助进行肘关节屈伸运动

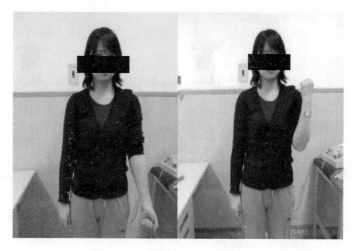

图 2-8　主动进行肘关节屈伸运动

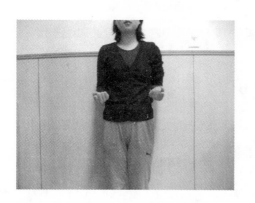

图 2-9　屈肘 90°，中立位前臂旋后练习

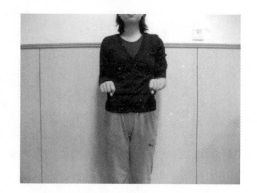

图 2-10　屈肘，中立位，前臂旋前练习

- 轻柔的被动活动度练习：每天 1～2 次，屈曲、伸展方向练习分开进行，每次每个方向被动活动 3 组，每组 10 个，每个动作进行 10～20 秒。
- 轻度牵伸，只进行一级和二级关节松动术。
- 早期出现关节僵硬时，可用静态进展型夹板，将关节固定在主动活动的最大范围，以便长时间拉伸。
- 肌肉收缩-放松练习：先做拮抗肌的等张收缩、松弛，然后由治疗师被动地将肢体放置到新的关节受限的活动位置，反复多次后，再做主动肌的等张收缩。
- 生物反馈治疗（图 2-11）（二级医院、社区医院、家庭康复不使用）。

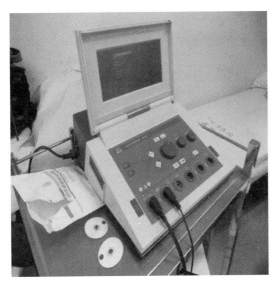

图 2-11 生物反馈治疗仪

（3）等长肌力练习见图 2-12、图 2-13，保持 10 秒，重复 20 次。

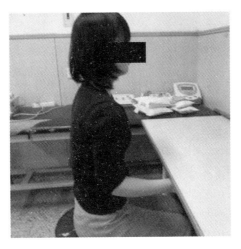

图 2-12 屈肘，手放在桌面下，主动收缩屈肘肌群

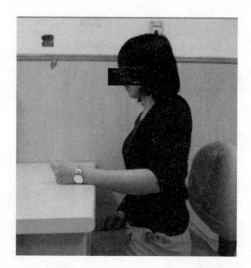

图 2-13　屈肘，手放在桌面上，主动收缩伸肘肌群

（4）控制水肿：

● 冷敷，逆行按摩。进行高过头顶的关节活动度练习。

（5）瘢痕的处理：

● 在瘢痕边缘进行交叉按摩以减少瘢痕粘连。

● 对屈/伸肌群进行深部按摩。

（6）轻微的功能活动：

● 恢复正常活动方式，鼓励用患肢进行轻度日常生活活动。

● 鼓励进行本体感觉神经肌肉强化。

5. 特殊情况处理

● 如果练习后组织肿胀明显，可在训练后坚持冰敷 20 分钟，或暂停训练、适度休息 1～2 天，同时减轻训练强度。

● 主动活动范围明显低于被动活动范围，说明肌肉组织损伤较严重，这时应减少关节活动度的被动练习，加强主动肌肉训练，至情况改善后恢复正常的训练方案。

● 尺神经炎：若出现环指、小指感觉麻木，手内在肌群无力，应停止被动训练，每天做主动训练 2 次以维持关节活动度、口服神经营养药物、非甾体消炎药物，做肘关节冰敷，每天 3 次，每次 20 分钟，局部做超声波、激光照射治疗，与手术医生讨论是否需要进行尺神经移位手术。

● 异位骨化形成：肘关节周围组织红肿疼痛、关节僵硬，活动度减少，需要找医生复查，重新评估后再进行康复治疗。

● 关节不稳定：活动时错动或有恐惧感，需要找医生复查。

● 内固定失效：内固定物突出、骨折部位畸形，需要找医生复查。

- 其他：伤口愈合不良等，需要找医生复查。

6. 晋级标准

- 经 X 线片证实或医生确认骨折处、关节和修复组织能抗阻力或应力。

五、术后第三阶段：瘢痕成熟和骨折愈合（第 9～24 周）

骨痂内的新生骨小梁逐渐增加，骨折间隙的桥梁骨痂完全骨化。X 线片上显示骨折线消失，骨痂密度增加，骨痂与皮质界线不清。此时骨折端之间已形成骨连接，外力作用时骨折部不再变形，故能够负重活动。

1. 目标

- 全功能活动范围。
- 全功能性肌力和耐力。
- 正常参与所有功能活动、工作和休闲。

2. 注意事项

- 肌力耐力训练在患者可承受的范围内进行，避免肌肉疲劳。

3. 患者情况评估

- 组织炎症：是否有静息性疼痛、晨起明显的僵硬感。如有则提示组织有慢性炎症，可采取冷敷、口服非甾体抗炎药物等措施。
- 疼痛：做抗阻训练或持续牵伸时如疼痛明显，需考虑骨折愈合情况及内固定有无断裂、松动情况。
- 肌肉功能：主动活动度范围与被动活动度范围是否差距较大，如存在需加强主动力量训练、减少关节活动度被动练习的强度。
- 关节活动度：每 1～2 周应逐渐增加。

4. 治疗方案

（1）关节活动范围：

- 继续以前的锻炼，目标是被动活动范围与主动活动范围相同。
- 关节松动术，包括三级、四级关节松动术（二级医院慎重进行，社区及家庭康复患者不应进行）。
- 超声波治疗，每天 1 次，每次 10 分钟。
- 骨折愈合后关节出现伸直或屈曲挛缩，或者关节僵硬，可做伸直或屈曲牵引（社区及家庭康复患者不应进行）。在患者可忍受范围内由治疗师进行持续被动终末牵伸（见图 2-14、图 2-15）（二级医院慎重进行，社区及家庭康复患者不应进行）。

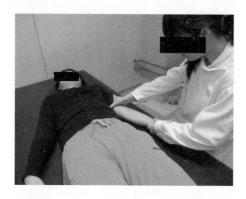 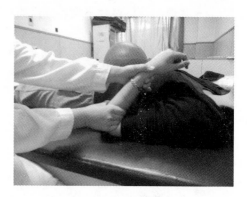

图 2-14　对肘关节施加轴向牵引力　　　　图 2-15　屈肘位，对肘关节施加轴向牵引力

（2）力量和耐力：

● 等长肌肉练习可逐步过渡到抗阻练习（见图 2-16、图 2-17、图 2-18）（由手术医生判定骨折完全愈合后开始）。

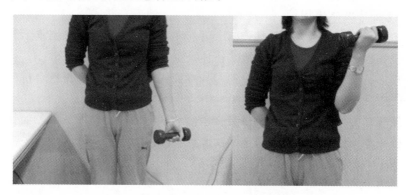

图 2-16　手持重物，主动屈肘练习

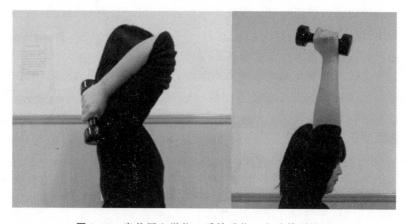

图 2-17　肩前屈上举位，手持重物，主动伸肘练习

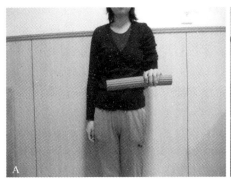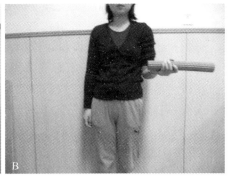

图 2-18　前臂旋前/旋后抗阻练习

A. 旋前练习；B. 旋后练习

- 医生诊断肘关节骨折愈合、可进行抗阻练习后，进行所有肌群渐进性抗阻练习（PRE）（社区及家庭康复患者不应进行）。
- 全身有氧耐力训练，恢复身体体能。
- 本体感觉神经肌肉强化（PNF）（社区及家庭康复患者不应进行）。

（3）功能恢复：

- 鼓励进行日常生活活动、工作和娱乐活动。
- 活动分析。
- 有条件的单位可以进行 BTE 训练（见图 2-19）。

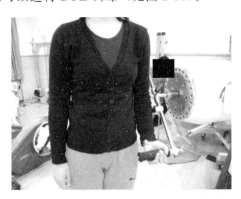

图 2-19　BTE 训练（使用 BTE 进行主动伸肘、屈肘练习）

5. 特殊情况处理

- 关节活动度明显受限，连续 2 周以上无明显进步时，可加大关节松动术和牵引治疗的强度，也可加用静态进展型夹板将关节固定在主动活动的最大范围，以便长时间拉伸。
- 尺神经炎：若出现环指、小指感觉麻木或手内在肌群无力，应停止被动训练，每天做主动训练 2 次以维持关节活动度，口服神经营养性药物、非甾体抗炎药物，冰敷肘关节，每天 3 次，每次 20 分钟，局部做超声波、激光照射治疗，与手术医生讨论是否需要进行尺神经移位手术。

- 异位骨化形成：若出现肘关节周围组织红肿疼痛或关节僵硬、活动度降低，需要找医生复查，重新评估后再进行康复治疗。
- 关节不稳定：活动时出现错动或恐惧感，需要找医生复查。
- 内固定失效：出现内固定物突出、骨折部位畸形，需要找医生复查。

6. 最终康复标准

- 达到完全或功能性关节活动范围与肌力。
- 恢复之前的功能水平。
- 独立完成家庭锻炼计划和夹板调整。
- 进展稳定，6 周内情况未改变。

第三章　二级医院肘关节骨折术后康复方案

康复基本原则参见第一章。

一、肘关节骨折概述

参见第二章第一部分。

二、肘关节骨折康复概述

参见第二章第二部分。

三、术后第一阶段：炎症/保护（第0～2周）

参见第二章第三部分，内容与三级医院肘关节骨折术后康复方案相同。

四、术后第二阶段：纤维形成/骨折稳定（第3～8周）

参见第二章第四部分。治疗措施中，取消"可用静态进展型夹板""生物反馈治疗"，因为该两项治疗需要专用设备，对适应证掌握较严，需要一定的使用经验。

五、术后第三阶段：瘢痕成熟和骨折愈合（第9～24周）

参见第二章第五部分。治疗方案中，关节松动术（包括三级、四级关节松动术）二级医院应慎重进行。骨折愈合后关节出现伸直或屈曲挛缩，在患者可忍受范围内由治疗师进行持续被动终末牵伸，二级医院慎重进行。

第四章 一级医院肘关节骨折术后康复方案

康复基本原则参见第一章。

第一节 肘关节骨折术后患者在社区医疗机构康复注意事项

肘关节骨折虽然属于较常见的疾病，但按照总体患病率推测，在每个社区中此类患者的数量却较少，因此，社区医务人员缺少相关经验，在进行肘关节骨折术后患者的康复治疗时，以下原则可供借鉴。

一、理解肘关节的特性

在全身各个主要关节中，肘关节属于对合最精密的关节，同时，肘关节的关节囊薄弱，呈半透明状，对损伤反应很敏感。由于肘关节对合精密、关节连接多、关节囊与韧带肌肉的关系紧密，所以肘部特别容易发生挛缩和僵硬。肘关节容易发生僵硬的原因有很多。首先，从解剖学上讲，肘关节对合极为精密，累及关节面的骨折势必破坏这种精密的对合关系。其次，人体大部分关节中，作用于关节的肌肉多是以肌腱部分附着在关节囊上，然而在肘关节，肱肌的肌腹直接附着在前关节囊上，因而肘关节损伤后这两个结构之间不可避免地形成粘连。再次，肘关节在损伤后往往保持70°～90°屈曲，因为此体位可保证关节囊处于最大容量以适应水肿。创伤发生后，较薄的关节囊反应性增厚并纤维化，以尽快适应肘关节这种屈曲位。这导致关节活动被束缚，特别是在肘关节做伸展动作时。同时，屈肘肌力大于伸肘肌力，加大了恢复伸展能力的难度。

肘关节的以上特性提示我们在康复中应格外注意以下几点：第一，保护组织，切忌暴力牵伸肘关节，因为这会导致肘关节周围组织水肿、增生，即使组织轻微的水肿、增生也会影响对合精密的肘关节的运动。第二，在肘关节骨折术后的0～3周，关节周围组织的炎性肿胀往往是关节活动困难的一个主要原因，只要进行适当的休息、冰敷，使用非甾体消炎药物将肿胀减轻，关节的活动度就可能有显著的改善。第三，在保护组织、充分消炎的基础上，早期无痛或微痛下的关节活动有助于减轻组织的粘连，尤其是对于防止肘关节伸展受限有一定帮助。第四，肘关节骨折术后恢复的中晚期（8周以后），如残留有明显的活动受限，提示由于关节创伤较重、关节粘连较严重，康复期会较长，应向患者加以说明，同时可酌情使用静态进展型夹板，将关节固定在主动活动的最大范围，以便长时间拉伸（这种夹板可联系三级医院康复科进行配制）。第五，密切关注肘关节骨折后两个最常见的并发症：骨化性肌炎和尺神经炎。骨化性肌炎在骨折后的2个月内发生率较高，临床表现为肘关节周围组织的肿胀、僵硬、皮温高于健侧。怀疑有骨化性肌炎时，应做血 AKP、ESR、CRP 检查，若这几项指标超出正常上限，提示发生骨化性肌炎。早期摄 X 线片无法发现骨化性肌炎的证据，在骨化性肌炎发生6周左右，摄 X 线片通常可发现位于肘关节软组织影中的钙化点，部分情况下，钙化的范围逐渐扩大，钙化组织会严重限制关节的活动。尺神经炎的早期临床表现是小指、环指的麻木感，往往在做肘关节屈曲训练后加重，少数患者病情逐渐加重，会出现手内在肌萎缩，小鱼际肌萎缩，环小指掌指关节过伸、指间关节屈曲，不能在屈曲掌指关节的同时伸直指间关节。医务人员要警惕上述并发症，在每次给患者治疗时注意询问及检查，一旦怀疑有上述问题，应转诊至上级医院治疗。

二、肘关节骨折的相关知识

肘部骨折占所有骨折的7%，肱骨远端骨折占肘部骨折的1/3，损伤机制是后方的力量直接作用在屈曲的肘关节，通常是跌倒时伸手着地或伸肘时的轴向负荷。桡骨小头或桡骨颈骨折占肘部骨折的33%，发生机制是在前臂旋前，肘部屈曲大于20°时受到轴向负荷。桡骨小头通常合并韧带损伤。尺骨鹰嘴骨折占肘部骨折的20%，是由局部的直接撞击或肘部的过伸造成的。桡骨小头前脱位合并尺骨骨折时，称为 Monteggia 骨折。其他常见的尺骨近端骨折部位为尺骨冠突。肘关节的不稳定性主要是由肱尺关节脱位及肘部内、外翻稳定结构和桡骨头损伤造成的。暴力促使桡骨头撞击肱骨头，导致桡骨头和尺骨冠状突骨折、肘关节后脱位称为"恐怖三联征"。

三、异常情况

按照分级康复的原则，要及时发现康复训练中的异常情况，一旦发现，应将患者转往三级医院进行治疗。应主要注意观察以下几种情况。

1. 骨化性肌炎。

2. 尺神经炎。

3. 前臂缺血性肌挛缩包括前臂肿胀、手指屈曲无力，比较少见，临床多见于儿童肘关节骨折患者石膏打得过紧。

4. 在伤后两个月，肘关节活动度依然很差，活动范围低于30°。

5. 肘关节被动活动范围明显高于主动屈伸的活动范围，如超过 20°应转诊至上级医院。

四、如何在训练中避免风险

社区医务人员在肘关节骨折患者术后的康复训练中注意以下几点：

第一，尺骨鹰嘴骨折患者在术后 8 周内应避免过大强度的屈曲训练。

第二，中老年女性多有不同程度的低骨量或骨质疏松症，在骨折后的 4～16 周，由于长期制动、缺乏主动活动，肘关节会有比较明显的骨质疏松。而这时骨折已经逐渐愈合，医务人员会缺乏警惕，在训练中使用较大的力量，导致骨折。对此，应定期摄 X 线片，观察肘关节的骨骼质量。

第三，肘关节的骨化性肌炎发生率较高，因此，在康复过程中要积极使用冰敷等措施减轻组织的炎症。如怀疑有骨化性肌炎，可口服吲哚美辛（消炎痛），有一定的预防作用。

第四，如果患者肘关节很僵硬，康复效果差，应及时转往上级医院。如果此时强行训练，由于关节僵硬，施加的力量往往集中于较为局限的位置，反复操作会导致骨折的风险增加。

第二节 肘关节骨折术后康复方案

一、肘关节骨折概述

参见第二章第一部分。

二、康复概述

参见第二章第二部分。

三、术后第一阶段：炎症/保护（第 0～2 周）

参见第二章第三部分。特殊情况进行详细说明，指导读者尽早发现异常情况，将患者转移至上级医院。

特殊情况处理

- 练习后组织肿胀明显，持续抬高患肢，肘关节使用冰敷，每次 20 分钟，每天 3 次。
- 若出现持续剧烈的疼痛，首先评估手指血供情况，有无前臂、手部麻木，有无感觉功能异常，如有上述情况应通知手术医生会诊以排除前臂骨筋膜室综合征。如确诊前臂骨筋膜室综合征，应立即转诊至三级医院进行进一

步检查及治疗。如可排除骨筋膜室综合征，可使用冰敷治疗，每天 3～4
次，每次 20 分钟。

（注：骨筋膜室综合征即由骨、骨间膜、肌间隔和深筋膜形成的骨筋膜室内
肌肉和神经因急性缺血、缺氧而产生的一系列早期症状和体征。其早期临床表现
以局部为主。最早期的症状为疼痛，表现为创伤后肢体持续性剧烈疼痛，且进行
性加剧。但是，当缺血严重，神经功能丧失后，感觉即消失，表现为无痛。肌肉
缺血的早期表现为被动牵伸手指引起剧烈疼痛。另外，患处表面皮肤略红，温度
稍高，肿胀，有严重压痛，触诊可感到室内张力增高。远侧脉搏和毛细血管充盈
时间正常。所以，肢体远侧动脉搏动存在并不是安全的指标，应结合其他临床表
现进行观察分析，协助诊断。）

- 不稳定：活动时错动或有恐惧感，转诊至三级医院做进一步检查及治疗。
- 内固定失效：内固定物突出、骨折部位畸形，转诊至三级医院做进一步检
  查及治疗。
- 异位骨化：肘关节周围组织红肿僵硬，活动度减少，转诊至三级医院做进
  一步检查及治疗。

（注：异位骨化是指在软组织出现成骨细胞，并形成骨组织，肘关节多发。
病因不清，因此预防困难。其产生可能与损伤早期过度活动肢体有关。一旦发生
异位骨化，原则上应避免早期对受累局部进行热疗、超声波治疗、按摩。）

- 尺神经炎：环指、小指麻木感，部分患者体检有环指、小指感觉减退（见
  图 4-1）、手内在肌群力量减低，转诊至三级医院做进一步检查及治疗。

［注：产生尺神经炎的原因多与肘部骨折及其后遗畸形或骨异常增生有关，
如肱骨外髁骨折后的肘外翻畸形、内上髁骨折后复位不佳或瘢痕增生、肘关节骨
化性肌炎等均可使尺神经受到牵拉或压迫而引起损伤。表现为尺神经麻痹症状，
发病缓慢。早期症状为出现手尺侧部麻木、疼痛，病程较久者则可感觉完全丧
失；受尺神经支配的肌肉肌力减弱，晚期出现爪形手畸形（见图 4-2）、小鱼际肌
及骨间肌萎缩。］

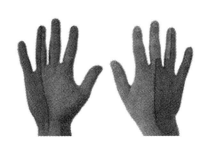

图 4-1　尺神经感觉支配区

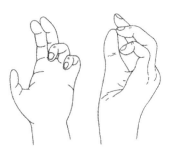

图 4-2　爪形手

- 其他：若出现皮下血肿、伤口渗出、愈合不良等，转诊至三级医院进行进

一步检查及治疗。

四、术后第二阶段：纤维形成/骨折稳定（第3～8周）

参见第二章第四部分。

五、术后第三阶段：瘢痕成熟和骨折愈合（第9～24周）

参见第二章第五部分。

第五章　肘关节骨折术后家庭康复方案

第一节　肘关节概述

肘关节由肱骨远端（上臂）和尺骨、桡骨上端（这两块骨头构成前臂）构成，包括三个关节，分别是尺骨-肱骨关节，桡骨-肱骨小头关节，以及近端桡尺关节，可进行屈曲、伸展运动，并且参与前臂的旋前、旋后运动。

肘关节完全伸展的角度是 $0°$（见图 5-1），正常屈曲的角度是 $140°\sim145°$（见图 5-2）。实现肘关节伸展的肌肉是位于上臂后侧的肱三头肌。当肘关节和肩关节同时屈曲时，肱三头肌产生的力量最大。与之不同的是，实现肘关节屈曲的肌肉有三块，分别是肱肌、肱桡肌和肱二头肌。

肘关节是上臂和前臂的机械性链接，其稳定有力和良好的活动范围有助于发挥手部功能。因此，恢复肘关节的功能对患者的日常生活至关重要。

所以，肘关节治疗的指导原则就是重建关节的运动和功能，同时避免修复后和受损组织的损伤。

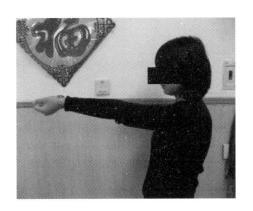

图 5-1　肘关节伸展

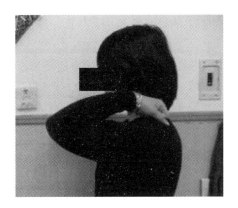

图 5-2　肘关节屈曲

第二节　家庭康复计划

一、术后 7～14 天

这一阶段的治疗重点是保护修复后和受损的结构。

1. 保护性措施　严格按照医嘱佩戴夹板，包括固定的角度、时间。

2. 伤口护理　伤口周围，包括辅料处，避免沾水和沾染污渍，避免过度摩擦。定期到附近的社区医院换药，观察伤口是否出现红肿、流脓现象。若出现异常状况应立刻去医院就诊，处理伤口。

3. 肿胀和疼痛的处理　避免患侧肢体的过度活动，并且抬高患侧上肢，使其高于心脏，同时握拳，促进患侧手臂的血液循环，从而达到消肿的目的。在休息时，要多次进行冰敷，禁止揉搓按摩肘关节。

4. 未受累关节的活动　在肘关节制动的过程中，不能忽视其他关节的活动，主要关注手、腕、肩的活动。手的活动包括攥拳、拇指向各个方向活动、分指练习、对指练习。腕的活动包括手腕的屈伸活动。肩的活动包括各个方向，练习时要佩戴肘部夹板，对肘关节进行保护。

5. 肘关节的活动　在此期间，应定期到医院，在康复治疗师的指导下进行肘关节的活动，以免再次损伤修复后的组织结构。

二、术后 3～4 周

这一时期，骨膜内的成骨细胞大量分裂增生，形成新生骨，沿着血肿机化后形成纤维组织，将骨折两端连接在一起，但仍不能持重。此时，应继续保护修复后的组织，同时逐渐开始恢复肘关节的功能。

1. 保护性措施　在行走、睡觉或进行有风险的活动时使用热塑夹板。

2. 伤口处理　2 周后，按照医嘱到医院或社区卫生服务中心拆线。拆线后，仍要注意伤口的清洁，3 天内避免沾水，3～5 天后若无红肿等异常现象，可进行日常清洁。若有异常现象，应到医院及时处理。

3. 肿胀和疼痛的处理　肘关节活动度练习后，可以进行冰敷，防止肿胀疼痛。可继续进行抬高手臂同时攥拳的活动。

4. 未受累关节的活动　活动同术后 7～14 天，避免相邻关节出现粘连。

5. 肘关节活动度练习　在医生允许的安全范围内，进行肘关节的屈伸活动（见图 2-1，图 2-2）。保护性肘关节屈伸练习：患者仰卧，肩关节前屈 90°（手臂放在头上方），健侧手握住患侧腕关节，协助患侧肘关节进行充分的肘关节屈曲或伸展活动，活动过程中避免过度疼痛和过度牵拉。

三、术后5～8周

这一时期，软组织基本愈合好，骨折处仍继续愈合，形成新骨。本期的重点任务是进一步恢复肘关节的关节活动度和肌力，从而进一步提高肘关节功能。患者可进行一些简单的日常生活活动，但仍不能持重。

1. 肘关节的活动度练习

（1）仰卧位，手臂放在体侧，患者主动将肘关节屈曲至最大角度（可双侧上肢同时用力屈曲）（见图5-3）。

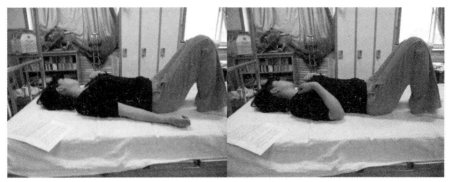

图5-3　肘关节屈曲练习

（2）仰卧位，患者将肘关节屈曲到最大角度，用健侧手固定住患肘，令患侧肘关节伸展指向天花板，之后回到起始位置（见图2-6）。

（3）站立位或坐位，双手持一木棒，手心向上，缓慢屈肘，使木棒靠近胸部，之后回到起始位置（见图2-7）。

（4）站立位或坐位，患侧肘关节主动屈曲，之后回到起始位置（见图5-4）。

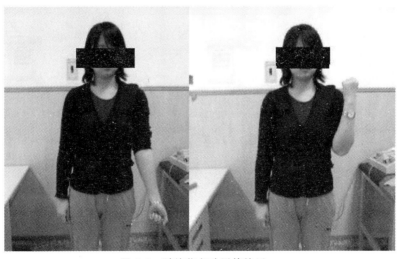

图5-4　肘关节主动屈伸练习

2. 前臂旋转练习

（1）站立位，上臂置于体侧，肘关节屈曲90°，手心向下，做前臂旋前，之后回到起始位置（见图5-5）。

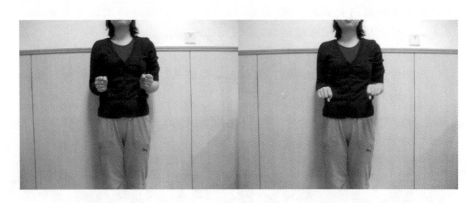

图 5-5　前臂旋前练习

（2）站立位，上臂置于体侧，肘关节屈曲90°，手心向上，做前臂旋后，之后回到起始位置（见图5-6）。

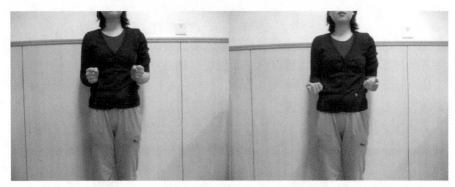

图 5-6　前臂旋后练习

3. 肘关节的肌力练习　此时不能做抗阻练习。

（1）屈肘肌等长肌力练习（见图2-12）：患者坐位于桌旁，肘关节屈曲90°，手放在桌沿下方，手用力向上抵桌沿，持续用力10秒后放松。用力时可摸到上臂前方肌肉收缩。每组10次，每天3组。

（2）伸肘肌等长肌力练习（见图2-13）：患者坐位于桌旁，肘关节屈曲90°，手放在桌沿上方，手用力向下抵桌沿，持续用力10秒后放松。用力时可摸到上臂后方肌肉收缩。每组10次，每天3组。

4. 日常生活活动　鼓励患者自理。用患侧手进食、梳洗、做不持重的简单家务。

活动时若出现明显疼痛，并伴有活动受限，应及时去医院复查。X 线检查可诊断或排除是否存在骨化性肌炎。

另外，若持续出现尺侧（小指侧）的疼痛、麻木等异常症状，也需要及时复查，诊断或排除是否有尺神经炎。

四、术后 9～12 周

这一时期，骨折处继续愈合，相比上一阶段骨折处更加坚固，但仍不能持重。此期的目标是，肘关节达到最大的关节活动度，被动活动范围等于主动活动范围。

1. 肘关节的活动度练习　继续以前的主动活动练习。关节僵硬的患者可进行被动活动度练习。

（1）坐位，将上臂放在桌子上（肩关节屈曲 90°），肘下方垫上毛巾。患侧手和健侧手分别握住一木棒的两端，患侧上肢用力伸展肘关节至最大角度，同时健侧手推木棒，加大患侧肘关节伸展的角度。练习时，不要引起剧烈疼痛，避免暴力牵伸（见图 5-7）。

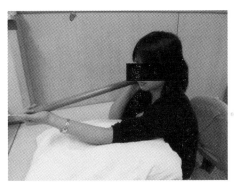

图 5-7　用木棒进行肘关节被动伸展

（2）坐位，将上臂放在桌子上。患侧肘关节主动屈曲至最大角度，同时健侧手推患侧手腕，加大患侧肘关节屈曲的角度。练习时，不要引起剧烈疼痛，避免暴力牵伸（见图 5-8）。

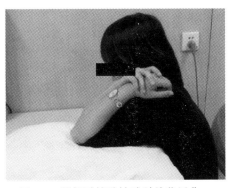

图 5-8　健侧手辅助被动肘关节屈曲

2. 肌力练习　主要以等长肌力练习为主。方法见前述。

3. 日常生活活动　鼓励患者自理。用患侧手进食、梳洗、做不持重的简单家务。

活动时若出现明显疼痛，并伴有活动受限，应及时去医院复查。X 线检查可诊断或排除是否存在骨化性肌炎。

另外，若持续出现尺侧（小指侧）的疼痛、麻木等异常症状，也需要及时复查，诊断或排除是否有尺神经炎。

五、术后 13～24 周

这一时期，骨痂内的新生骨小梁逐渐增加，骨折间隙的桥梁骨痂完全骨化。X 线片上显示骨折线消失，骨痂密度增加，骨痂与皮质界线不清。此时骨折端之间已形成骨连接，外力作用时骨折部不再变形，故能够负重活动。此时期的任务是，恢复肘关节全功能活动范围、全功能性肌力和耐力，正常参与所有功能活动、工作和休闲活动。

1. 关节活动度练习　若关节活动范围仍受限，继续进行之前的主动活动度和被动活动度练习。

2. 肌力练习　从等长肌力练习逐渐过渡到抗阻肌力练习。每天练习的量以第二天不感觉疲劳为好。抗阻练习前应去医院进行复查，待医生确定骨折已经完全愈合后再开始进行。负重量由医生决定。

（1）站立位或坐位，双手握哑铃，置于体侧。两侧肘关节同时屈曲，将哑铃靠近上臂，之后恢复原来的姿势（见图 2-16）。

（2）站立位或坐位，手握哑铃，上举手臂过头，屈肘，用健侧手固定患侧上臂，主动伸展肘关节，将哑铃举向天花板（见图 2-17）。

（3）前臂旋转力量练习：手握弹力棒一端，手心向上，做前臂旋前，令手心向下，再回到起始位置，做前臂旋后（见图 5-9）。

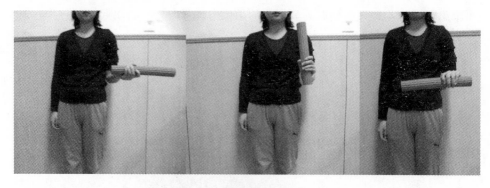

图 5-9　前臂旋转力量练习

3. 全身有氧耐力练习　可进行快走、慢跑、游泳等有氧运动，提高心肺功能。

4. 功能性活动练习　患者可回到工作岗位，继续以前的工作、家务劳动和娱乐活动。

若出现骨折不愈合时，应推迟锻炼时间。

第六章　膝关节骨折术后康复基本原则

一、骨科常见疾病术后分级康复目标

- 恢复患者功能：包括关节活动度、力量、步态、无痛、无慢性炎症。
- 预防及减少并发症：包括骨化性肌炎、创伤性关节炎、步态异常。

二、适用技术

- 炎症控制方法：包括冷敷、非甾体消炎药物、理疗（激光）。
- 维持与改善关节活动度：包括被动活动（患者自己进行、治疗师进行、关节松动、牵引、支具）、主动活动（患者自主、辅助主动活动）。
- 肌肉力量训练：包括等长训练、等张训练、等速训练。
- 功能训练：包括步态训练、有氧训练。
- 疼痛控制技术：包括中频电疗、激光照射、超声波。
- 创伤性关节炎的预防与控制：包括健康教育、功能训练。

三、以上技术可能导致的风险

1. 内固定松动、断裂及骨折区域再次骨折，原因如下。
- 超过骨折区域屈服点的应力：包括杠杆作用造成的较大的力矩；相对于骨干长轴的剪切力、扭转力、张力；下肢骨折过早负重。
2. 内固定覆盖区域与未覆盖区域交接区发生骨折，原因如下。
- 骨质疏松：应力遮挡导致内固定覆盖区域失用性骨质疏松；缺乏肌肉的主动收缩导致失用性骨质疏松；其他原因导致的骨质疏松。
- 内固定的切割作用：张力带钢丝。
- 不恰当的康复训练：如与骨骼长轴呈切线位的作用力、较大的杠杆力矩。
3. 急性期炎症加重或转为慢性炎症，原因如下。
- 处于炎症急性期（术后两周）时粗暴的被动活动。
- 处于亚急性炎症期时，过度的被动活动、超过组织承受能力的主动活动。

4. 骨化性肌炎 由粗暴的康复训练导致。

四、风险预防机制

- 患者教育：包括生物力学知识、训练方案介绍、潜在风险、疼痛自我管理、健康知识宣教。
- 预警机制：告知何种情况下需要联系手术医生（如发生骨化性肌炎、创伤性关节炎、关节僵硬、严重肿胀）。
- 必要时由手术医生决定下肢开始负重时间。
- 综合骨骼内固定复合体的强度与软组织愈合情况，确定各类康复技术开始使用的时间（带有一定风险的技术在社区及家庭康复中推迟开始使用时间或不应用）。

五、康复技术的分级

对患者存在一定风险的技术包括关节松动术、牵引、等张训练、腰椎稳定性训练、步态训练（开始负重）。为控制康复中的风险，特制订可分级康复方案，要点如下。

- 三级技术：适用于三级医院，包括以上所有技术。
- 二级技术：适用于二级医院，包括上述技术中的大部分技术，但牵引技术、关节松动技术需要慎用，步态训练技术、腰部核心力量训练技术需要接受专业培训。
- 一级技术：适用于社区医疗中心，包括部分上述技术，不包括关节松动术、牵引技术。步态训练技术、腰部核心力量训练技术需要接受专业培训。
- 家庭康复技术：适用于家庭康复训练的患者，包括部分上述技术，不包括关节松动术、牵引技术、物理治疗技术。步态训练技术、腰部核心力量训练技术需要在三级医院康复医生或治疗师指导下进行。

附录 1 部分康复技术的潜在风险性评估

- 负重：无辅助下站立将使单侧下肢（股骨、胫骨）承担 50％的体重，无辅助独立行走将使支撑腿负担 100％的体重或更多（肌肉的额外张力）。
- 牵引：沿着骨骼长轴的牵引通常是安全的，牵引方向与骨骼长轴成垂直方向。如在膝关节的屈曲位牵引将对骨骼产生较大的剪切或折弯应力，骨折或内固定断裂的风险增大。
- 肌肉力量训练：等长收缩的方向基本平行于骨骼长轴，因此是安全的。下肢直腿抬高训练对股骨干产生剪切力，对股骨下段骨折区域可能施加不良的影响。需要注意，如肌肉附着于骨折块，则早期的肌肉收缩训练可能导致骨折块的移位，如胫骨平台骨折的某些类型、骨折线靠近股四头肌止点，应避免早期进行直腿抬高训练。

附录2　急性炎症、亚急性炎症、慢性炎症对肢体功能的影响

手术区域的软组织由于原发创伤及手术本身的损伤而被破坏，损伤激发炎症反应。适度的炎症会修复组织，这是对人体有利的病理变化；但过度的炎症反应会损害组织，因此应予控制。在术后2周内，软组织处于急性炎症期，此时的措施是适当控制炎症，包括冰敷、无痛情况下进行活动。急性炎症期后，组织的修复通过亚急性炎症进行，此期应注意避免过度活动、粗暴牵拉、早期下地等康复措施，避免亚急性炎症转向慢性炎症，因为慢性炎症将导致软组织的修复偏离正确的方向，修复的组织僵硬、延展性差、组织强度差，导致关节僵硬、疼痛。

不同时期炎症对肢体功能康复的影响如下。

- 急性炎症：由原发创伤所激活，如骨折或为退变性脊柱疾病患者施行的脊柱手术，伴有红、肿、热、痛和功能障碍。临床表现与受累部位范围大小有关。骨折后激发急性炎症，其后施行的手术对此过程造成影响，急性炎症过程趋于复杂，临床表现为部分术后患者出现手术区域的严重肿胀、少数患者的炎症反应因此转变为慢性炎症，从而对康复过程、康复效果造成不良影响。

- 亚急性炎症：在组织修复期无其他损伤情况（粗暴牵引、过度活动等）时，受损伤组织的修复过程从急性炎症逐渐转变为亚急性炎症，此时组织的修复过程持续、合理、适度进行，直至组织完全修复，亚急性炎症也随之结束。伴有的临床表现为：在所能达到的范围内自如活动，在活动范围终点处有不适感。康复早期损伤组织的过度活动、对损伤组织的粗暴牵伸将造成炎症区域组织的再次损伤，从而导致亚急性炎症转变为不利于组织修复的慢性炎症。

- 慢性炎症：在组织未完全修复时，受到了再次或重复性的微小创伤，伴有的临床表现为：在活动前或休息后出现僵硬和不适感。

根据以上理论，应在康复的不同阶段根据软组织的炎症分期进行合理的康复治疗。

在康复早期，组织处于急性炎症期，一般为手术后的第1周、第2周，可进行以下练习或运动：①在无不适感情况下增加活动范围；②在无不适感情况下增强肌力；③在无不适感情况下增强本体感觉；④无膝关节扭转活动；⑤无负重；⑥无抗阻练习；⑦配合全身状态的维持运动。

在康复中期，组织处于亚急性期，一般为术后3~8周，可进行以下练习或活动：①双侧肢体的练习；②抗阻练习；③无扭转活动（膝关节康复）；④无跑

步练习（膝关节康复）；⑤步行再学习。

晋级标准：①达到正常活动范围的 2/3；；②有向心/离心控制能力；③在所达到的活动范围内活动时无不适感；④没有或只有很微小的肿胀。

在康复晚期，组织已经完成修复，一般在手术 8 周以后。此时，组织可能残存僵硬、挛缩，如果骨折已经临床愈合，则可以进行牵引治疗。膝关节骨折患者可根据患者个体情况进行双侧动态练习，如跑、跳、扭转、爬山。

晋级标准：①全部或与对侧相同的活动范围；②有向心/离心控制能力；③无疼痛；④没有或只有很微小的肿胀；⑤不存在异常的步行模式。

康复末期：根据患者工作需要进行专项训练。

附录 3　康复基本原则

第一，根据组织恢复的不同时期确定操作原则和操作内容。

第二，注重全身功能的维持与提高。

第三，早期预防、发现并发症。

附录 4　常见并发症的处理

- 常见并发症有股四头肌的伸膝迟滞、膝关节粘连、创伤性关节炎（髌股关节炎、胫股关节炎）。应采取生物反馈治疗、神经肌肉电刺激等措施提高伸膝功能。与手术医生讨论进行膝关节松解的可能。避免过度的康复训练，对患者进行生活指导，口服氨基葡萄糖类药物减轻膝关节炎。

第七章　三级医院膝关节骨折术后康复方案

一、膝关节骨折概述

膝关节包括股骨远端、胫骨近端和髌骨，前两者构成胫股关节，股骨远端与髌骨构成髌股关节。同时，膝关节还包括半月板、侧副韧带、前后交叉韧带等重要结构，高能量损伤在导致骨折的同时易合并上述结构损伤，部分患者需二期手术重建关节稳定性。术后根据骨折固定及关节稳定的情况可分为以下类型。

1. 骨折固定稳定，关节稳定，允许早期微痛范围内进行主动活动和被动活动。

2. 骨折固定稳定，关节不稳定，可在外固定或支具保护下做一定范围内的活动。

3. 骨折固定不稳定或关节不稳定，需要外固定保护 4～6 周，部分患者需要二期手术。

二、康复概述

膝关节骨折术后的康复目标是恢复功能，预防及减轻并发症。膝关节骨折患者术后关节功能的恢复因创伤程度、手术类型及个体差异等情况而有所不同。膝关节僵硬的原因包括关节囊挛缩、关节周围肌肉韧带挛缩、关节周围组织发生异位骨化及关节面重建不满意等。康复措施的选择与伤口愈合的阶段有关，在不同阶段应采取适宜恰当的技术来促进愈合和避免炎症慢性化。如果股四头肌力量训练和膝关节屈曲进展太快，施加在髌骨骨折愈合处的力会延迟骨折的愈合速度，因此，对于髌骨骨折的各恢复期，治疗师必须在处理关节活动度和力量练习时考虑骨愈合机制和时间限制。

三、第一阶段（第 0～2 周）

此阶段的重点主要为在院内控制术后产生的疼痛和肿胀，保护骨折部位内固定物的稳定，促进关节周围软组织的愈合（早期骨折部位有内固定物保护，相对比较坚强，而软组织的愈合需 6～8 周）。在伤口和关节周围炎症相对稳定的条件下逐渐开始早期锻炼。对患者进行早期教育，使患者了解康复训练的重要性和相关训练的知识，以及并发症和一些不良反应的处理方法，为今后的康复过程创造良好的条件。

四、第二阶段（第3～5周）

这一阶段血肿逐渐机化，肉芽组织进而演变成纤维结缔组织，骨折断端形成纤维连接，在2～3周内完成。之后，原始骨痂形成并不断钙化，当其足以抵抗肌收缩及成角、剪力和旋转力时，骨折已达到临床愈合，一般需4～8周。此时，X线片上可见骨折处四周有梭形骨痂阴影。这期间软组织已经逐步愈合，骨折部位虽有愈合但还不能承受较大应力，因此应严格限制负重，尽最大可能控制肿胀和保证骨折部位顺利愈合，保护内固定的稳定。

1. 目标
- 控制术后疼痛和肿胀。
- 关节活动度0°～90°。
- 预防股四头肌萎缩。
- 预防伸直迟滞（膝关节病变或其他原因引起的主动完全伸膝表现延迟的现象，最常见表现为患者可以主动伸膝但不能完全伸直）。
- 相邻关节活动度和肌力的正常化。
- 辅助下转移和家庭生活动作指导。

2. 注意事项
- 若关节周围肿胀较重、渗出较多或伤口张力较大，应适当减少运动量或延迟被动活动。
- 抬高患肢，将枕垫放置在小腿以下，避免发生伸直迟滞。
- 避免过度训练对神经、血管的损伤（腓总神经、腘窝血管），保护内固定的稳定。
- 避免腘绳肌和小腿肌肉的收缩和牵拉（胫骨平台骨折，股骨髁骨折）。
- 患侧不负重。
- 若出现以下几种情况，应尽早到医院或康复机构复查：4～6周内膝关节未能到屈曲90°；下肢出现明显的肿胀、疼痛（提示血栓发生）；下肢出现麻木、感觉运动障碍（提示神经损伤）；肌肉和关节周围异位骨化（行X线检查）。

3. 患者情况评估
- 组织炎症：肿胀是否明显，有无静息时疼痛，组织是否有局部紧张、触痛。
- 疼痛：关节活动时有无剧烈疼痛。
- 肌肉功能：可否主动完成膝关节屈曲、伸展动作；主动活动度范围与被动活动度范围差距是否较大。

- 关节活动度：每 1～2 周应逐渐增加。

4. 治疗措施

- 可酌情运用持续被动活动仪器 CPM（每天 2 次，每次 1 小时，见附录）（二级医院、社区医院、家庭不应进行），见图 7-1。

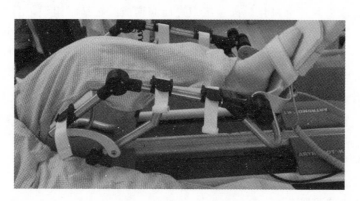

图 7-1　使用 CPM 训练

- 辅助下进行膝关节主动关节活动度训练（如抱腿、利用弹力带等，见图 7-2、图 7-3、图 7-4），逐渐增加活动度至 90°（在关节疼痛可耐受范围内），但要根据患者骨折及手术情况适当调整训练方案。髌骨骨折患者至少在术后 6 周内，应将膝关节主动屈曲活动度限制在 100° 以内以保证骨折正常愈合。

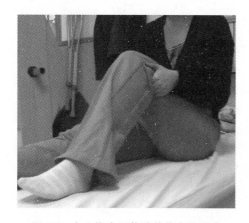

图 7-2　向上抱大腿使膝关节自然屈曲

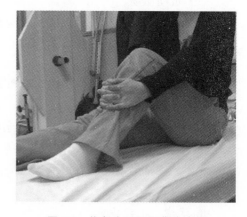

图 7-3　抱紧小腿以屈曲膝关节

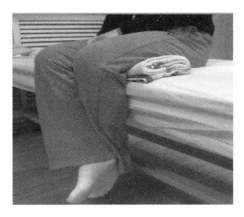

图 7-4　患肢屈曲，使用健肢向后压患侧小腿，屈曲患膝

- 相邻关节活动度肌力训练（如踝泵，见图 7-5、图 7-6，在终末姿势保持 2～3 秒，至少每小时活动 1 次，每次 20 下，尽量多做）。

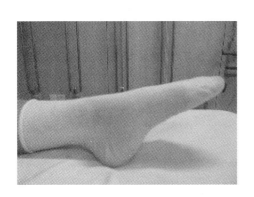

图 7-5　主动跖屈

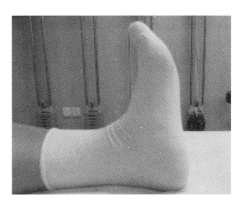

图 7-6　主动背屈

- 髌骨松动术（将膝关节伸直放松，用掌根或手指向上、下、内、外、斜向各个方向用力推动髌骨，每天 2～3 次，每次每个方向各 10 下），见图 7-7。

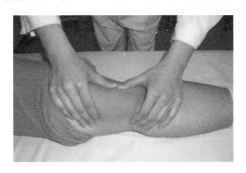

图 7-7　向内推髌骨

- 可酌情进行膝关节一级、二级关节松动术。
- 进行股四头肌等长收缩练习（见图 7-8、图 7-9，伸直位每天 2～3 次，每次 10～15 个，收缩 6～10 秒放松 10 秒为 1 个），要考虑骨折的严重程度和部位。若骨折邻近肌腱附着点处，应与医生沟通适当延迟肌肉锻炼时间，某些患者在医生的允许下可进行直腿抬高锻炼（见图 7-10）。髌骨骨折患者进行股四头肌锻炼时应尤其注意，下极骨折或严重粉碎性骨折患者应延缓锻炼（具体情况咨询手术医生），在医生允许的情况下可适量进行等长收缩练习。轻柔、主动的短弧膝关节伸直练习是恢复早期的主要练习内容。

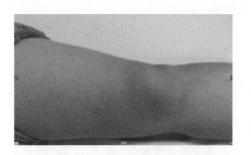
图 7-8　股四头肌放松状态

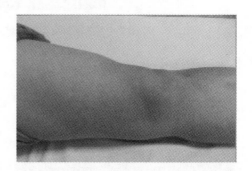
图 7-9　绷紧股四头肌

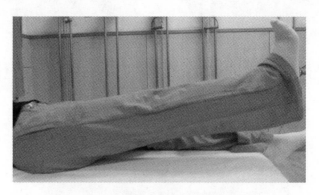
图 7-10　绷紧股四头肌后，下肢上抬

- 股四头肌再学习训练（如生物反馈治疗或神经肌肉电刺激）（二级医院、社区医院及家庭康复不应进行）见图 7-11。

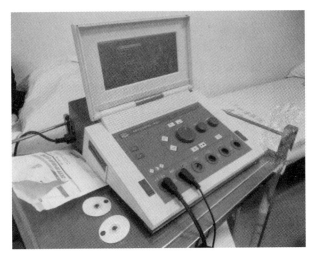

图 7-11　生物反馈治疗仪

- 冰敷冷疗（每次 20 分钟，每天 2～3 次）（如肿胀基本消失，可停止治疗）。
- 踝关节下垫毛巾卷防止伸直迟滞，抬高患肢，每天 2 次，每次 30 分钟，见图 7-12。

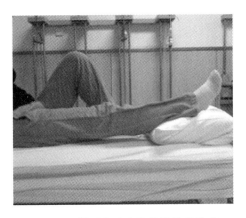

图 7-12　踝下垫毛巾卷使膝关节伸直

- 上肢及心血管系统训练（若能够耐受）。
- 股骨远端及胫骨平台骨折患者进行患肢非负重辅助下转移训练（如起-坐转移、使用双拐进行患肢免负重行走）；髌骨骨折患者可在保护患肢的情况下进行全负重独立行走（如使用单拐、双拐或支具）。
- 依据评价结果进行家庭治疗计划。

5. 特殊情况处理

- 若练习后组织肿胀明显，应在训练后坚持冰敷，时间为 20 分钟，可暂停训练、休息 1～2 天，同时减轻训练强度。
- 如果主动活动范围明显低于被动活动范围，说明肌肉组织损伤较严重，这时应减少关节活动度的被动练习，加强主动肌肉训练，情况改善后恢复正常的训练方案。
- 如果关节活动时疼痛剧烈，应降低训练强度，必要时行 X 线检查排除内固定松动、断裂等情况。

6. 附录

(1) 指导患者在足跟下垫毛巾卷的目的是利用重力产生的低负荷促进膝关节伸直，防止伸直迟滞，一旦达到完全伸直可以不再继续。

(2) 损伤部位靠近股四头肌附着点的患者，早期不宜做直腿抬高锻炼，目的为防止应力过大，此类患者应在膝关节伸直位做等长收缩练习。其他患者可在医生允许的情况下做直腿抬高练习。

(3) 在指导患者进行股四头肌等长收缩练习时，应向患者详细讲解过程，应告知患者先将大腿绷直后再向上抬起做直腿抬高，避免髋关节肌肉代偿。对于难以进行等长收缩练习的患者可以用生物反馈和肌肉电刺激等措施来协助练习。

(4) 早期应用 CPM 训练的意义是利于膝关节本体感觉的恢复和消除肿胀。其原理包括增加关节软骨的营养和代谢、加速关节周围软组织损伤的修复、刺激双重分化细胞向关节软骨转化、缓解术后疼痛。

五、第三阶段（第 6～8 周）

1. 目标

- 控制术后疼痛和肿胀。
- 关节活动度 0°～90°。
- 预防股四头肌萎缩。
- 预防伸直迟滞（膝关节病变或其他原因引起的主动完全伸膝表现延迟的现象，最常见表现为患者可以主动伸膝但不能完全伸直）。
- 相邻关节活动度和肌力的正常化。
- 辅助下转移和家庭生活动作指导。
- 部分股骨远端骨折、胫骨平台骨折患者可开始患肢负重行走，从负重 10% 开始。

2. 注意事项

- 若关节周围肿胀较重、渗出较多或伤口张力较大，应适当减少运动量或延迟被动活动。
- 抬高患肢，将枕垫放置在小腿以下，避免发生伸直迟滞。

- 避免过度训练对神经、血管的损伤（腓总神经、腘窝血管），保护内固定的稳定。
- 避免腘绳肌和小腿肌肉的收缩和牵拉（胫骨平台骨折，股骨髁骨折）。
- 患侧不负重，胫骨平台 V 型、VI 型和不稳定型骨折将支具固定于 0°位进行保护。
- 若出现以下几种情况，应尽早到医院或康复机构复查：4～6 周内膝关节未能到屈曲 90°；下肢出现明显的肿胀、疼痛（提示血栓发生）；下肢出现麻木、感觉运动障碍（提示神经损伤）；肌肉和关节周围异位骨化（行 X 线检查）。

3. 患者情况评估

- 组织炎症：肿胀是否明显，有无静息时疼痛，组织是否有局部紧张、触痛。
- 疼痛：关节活动时有无剧烈疼痛。
- 肌肉功能：可否主动完成膝关节屈曲、伸展动作；主动活动度范围与被动活动度范围差距是否较大。
- 关节活动度：每 1～2 周应逐渐增加。

4. 治疗措施

- 辅助下进行膝关节主动关节活动度训练（如抱腿、利用弹力带），手术 6 周后在膝关节屈曲 90°基础上逐渐增加活动范围，髌骨骨折患者在术后 6 周内避免膝关节屈曲超过 100°（在关节疼痛可耐受范围内）。
- 如髌骨活动度未达到正常（横向活动度为髌骨宽度的一半），继续进行髌骨松动练习。
- 一级或二级关节松动治疗术，手术医生允许后可谨慎进行三级、四级松动术治疗。
- 股四头肌等长收缩练习并逐渐过渡到等张收缩练习（训练中应无痛）。
- 冰敷冷疗（每次 20 分钟，每天 2～3 次）（如肿胀基本消失，可停止治疗）。
- 踝关节下垫毛巾卷防止伸直迟滞，抬高患肢，每天 2 次，每次 30 分钟（膝关节主动伸直、可达到健侧水平时可以停止）。
- 髌骨骨折患者可正常行走，但应避免下蹲、上下楼梯等需要股四头肌用力的动作。
- 股骨远端骨折、胫骨平台骨折患者在手术医生的允许下开始患肢负重，从 10% 的体重重量开始（患者在体重秤上站立，熟悉 10% 负重的感觉后开始），每周增加体重的 10%。
- 膝关节僵硬的患者可进行超声波治疗，每天 1 次，每次 10 分钟。
- 上肢及心血管系统训练（若能够耐受）。

- 患肢非负重辅助下转移训练（如起-坐转移、使用双拐患肢免负重行走）。
- 依据评价结果进行家庭治疗计划。
- 不能进行患肢负重练习的患者可继续进行踝泵练习。

5. 特殊情况处理

- 如果练习后组织肿胀明显，应在训练后坚持冰敷，时间为 20 分钟，可暂停训练、休息 1～2 天，同时减轻训练强度。
- 如果主动活动范围明显低于被动活动范围，说明肌肉组织损伤较严重，这时应减少关节活动度的被动练习，加强主动肌肉训练，情况改善后恢复正常的训练方案。
- 如果关节活动时疼痛剧烈，应降低训练强度，必要时行 X 线检查排除内固定松动、断裂等情况。

6. 晋级标准

- 关节活动度为 0°～90°。
- 无伸直迟滞。
- X 线显示骨折初步愈合。
- 无明显肿胀。
- 相邻关节活动良好，肌力可。

六、第四阶段（第 9～12 周）

此时软组织已基本愈合，主要应关注骨折的进一步愈合情况。原始骨痂中新生骨小梁逐渐增加，且排列逐渐规则和致密，骨折断端经死骨清除和新骨形成，形成骨性连接，需 8～12 周。这一阶段旨在恢复正常的关节活动度及部分或全部负重能力，尽可能恢复步态。伸直保护可逐渐去除。在医生和治疗师的指导下逐渐增加患侧负重，恢复到正常步态时可不再使用辅助用具。

肌力的增加对于康复是至关重要的，强壮的肌肉可以分散关节表面的压力，但开链运动与闭链运动相比会明显增加髌股关节压力，因此，此阶段还是建议进行闭链运动（肢体远端固定而近端活动，见附录），增加小角度的腘绳肌锻炼（小运动弧）。此阶段还是建议患者不要过度站立和行走。

1. 目标

- 关节活动度为 0°至正常限制（髌骨骨折患者可适当减少）。
- 髌骨活动正常。
- 逐渐恢复相邻关节和膝关节周围肌肉力量。
- 在指导下进行负重及步态训练，根据骨折愈合情况决定是否可以完全负重行走。

2. 注意事项

- 避免治疗和训练过程中出现肿胀和严重疼痛。

- 负重训练一定要根据骨折愈合的情况进行，并在医生和治疗师指导下进行。
- 治疗师要注意对患者肌力和疼痛的评估。
- 髌骨骨折患者锻炼活动度时一定要小心，不要做激进的屈曲，关节活动或抗阻伸膝练习对骨折愈合造成的应力过大（手术后6周以上并且有影像学检查证实后较为安全）。
- 一旦患者恢复良好的股四头肌控制能力就可以进行主动膝关节屈曲和轻抗阻股四头肌练习，可减轻疼痛和肿胀并有助于恢复正常的迈步机制。
- 结合骨愈合强度，进行柔和的等长、向心及离心渐进抗阻力量练习。

3. 治疗措施

- 在之前关节活动的基础上继续加大角度，若一段时间内角度进展缓慢，可进行三级、四级关节松动术（见附录）和膝关节牵引（轴向，牵引量逐渐增加）（社区医院、家庭康复不应进行）。在患者可忍受范围内由治疗师进行持续被动终末牵伸（二级医院慎重进行，社区及家庭康复患者不应进行）。
- 可解除伸直保护，由医生选择保护性支具（护膝）。
- 髋关节肌肉渐进抗阻训练（臀大肌后伸，臀中肌外展，见图7-13、图7-14、图7-15，每天2次；可负重后进行站立位训练，见图7-16、图7-17）。

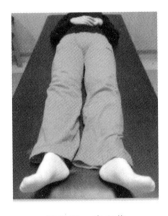 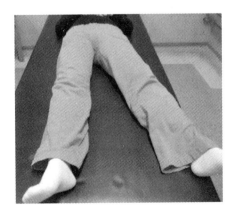

图 7-13 中立位　　　　　图 7-14 外展（左）

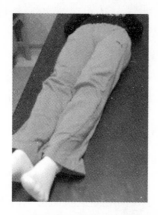

图 7-15　内收（左）

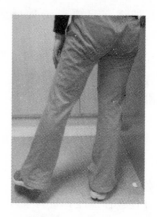

图 7-16　外展（左）

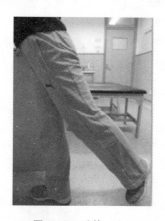

图 7-17　后伸（左）

- 股四头肌肌力训练（闭链训练），腘绳肌肌力训练 0°～10°（等长训练），见图 7-18。

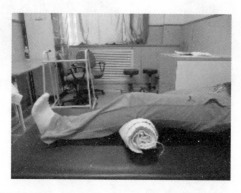

图 7-18　腘绳肌肌力训练（膝下垫一个毛巾卷，膝关节主动向下压毛巾卷，维持 6～10 秒，重复 5～10 次）

- 若出现肿胀和疼痛继续应用冰敷冷疗。
- 进行指导下负重训练，部分患者可在术后12周时负重100%（根据骨折愈合情况适当调整，有负重关节面塌陷、不稳定、Ⅴ型和Ⅵ型骨折患者可适当延迟）（社区医院、家庭康复顺延2周）。
- 固定式脚踏车训练（在允许的情况下）见图7-19。

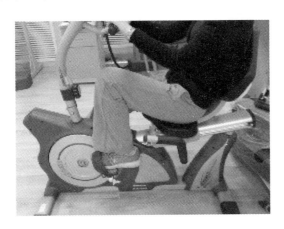

图7-19　固定式脚踏车训练

- 平衡、本体感觉训练（健肢、患肢交替负重，见图7-20、图7-21）（家庭康复患者不应进行）。

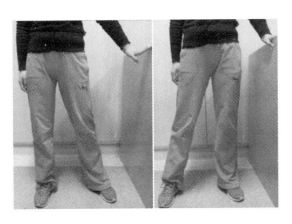

图7-20　身体重心轮流放在左下肢、右下肢

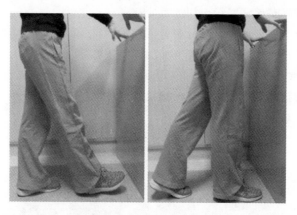

图 7-21 双下肢前后站立，重心轮流放在左下肢、右下肢

- 依据评价结果进行家庭治疗计划。

4. 特殊情况处理

- 如果练习后组织肿胀明显，应在训练后坚持冰敷，时间为 20 分钟，可暂停训练、休息 1~2 天，同时减轻训练强度。
- 如果主动活动范围明显低于被动活动范围，说明肌肉组织损伤较严重，这时应减少关节活动度的被动练习，加强主动肌肉训练，情况改善后恢复正常的训练方案。
- 如果关节活动时疼痛剧烈，应降低训练强度，必要时行 X 线检查排除内固定松动、断裂等情况。

5. 晋级标准

- 关节活动度为 0° 至正常活动范围。
- 髌骨活动正常。
- 相邻关节肌力正常，股四头肌肌力可抵抗一定阻力。
- 辅助下行走或完全负重行走。

6. 附录

（1）在条件允许时可进行水中训练，在齐腰深的水中行走可减少 40%～50% 的体重负重，也可用平行杠代替训练。

（2）一旦患者达到了 50% 的负重能力，即可开始本体感觉和平衡训练，在矢状面和冠状面交替进行负重训练（左右，前后）。

（3）在治疗过程中应分清关节周围软组织粘连和肌肉短缩的区别，手法推动可软化瘢痕、放松肌肉，必要时可回医院做其他处理。

（4）闭链运动不增加关节的剪切力和纵向拉力，在进行运动时伸肌、屈肌共同收缩，对主动肌肉起限制作用，有助于维持关节的稳定。

（5）膝关节关节松动（见图 7-22、图 7-23、图 7-24、图 7-25）。

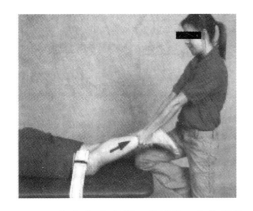

图 7-22　分离牵引 - 长轴。俯卧位，向足侧施力，持续牵引力量

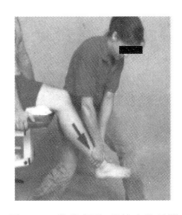

图 7-23　分离牵引 - 长轴坐位屈膝向足侧施力，持续牵引力量

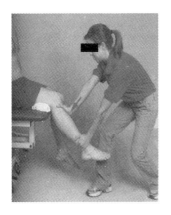

图 7-24　向后滑动坐位屈膝，于胫骨近端前侧施力，向后推动力量

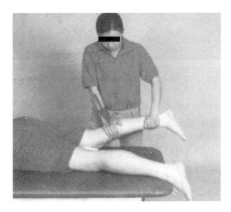

图 7-25　向前滑动俯卧位，于胫骨近端后侧施力，向前推动力量

七、第五阶段（第 13～18 周）

此阶段骨折已愈合良好，重点在于恢复维持正常生活所需的肌力，可逐渐开始开链运动，练习角度范围逐渐增加，对于骨折严重或不稳定型骨折患者应延迟训练或密切注意训练的反应。此阶段应增加平衡板等干扰性的平衡训练。

1. 目标
- 关节活动度无明显受限。
- 无痛和在良好控制下进行行走和上下楼活动。
- 强化肌肉力量和步态训练（见附录）。
- 恢复日常生活活动。
- 提高下肢灵活性。

2. 注意事项

- 避免治疗和训练过程中出现肿胀和严重疼痛。
- 对手术 12 周后关节活动度还未到正常范围的患者（骨折程度严重除外），若出现严重的伸直和屈曲畸形，可增加膝关节屈曲位的牵引，其他训练可遵照第三阶段训练方案。
- 避免训练运动量和负重量过大，得到医生和治疗师的允许前避免跑动。
- 若出现伸直、屈曲受限及移位、异位骨化等并发症，应及时到医院复诊。

3. 治疗措施

- 继续关节活动度训练和负重训练。
- 股四头肌等长训练及等张训练（开链训练）见图 7-26。

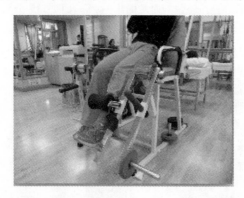

图 7-26　使用膝关节训练器进行主动伸膝练习

- 髋关节周围肌肉抗阻训练见图 7-27、图 7-28。

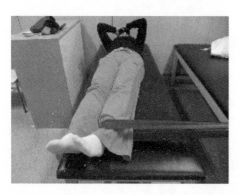 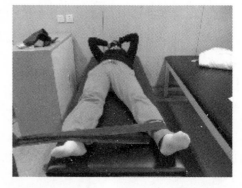

图 7-27　内收（左）。仰卧，左下肢对抗弹力带进行内收练习　　**图 7-28**　外展（左）。仰卧，左下肢对抗弹力带进行外展练习

- 本体感觉平衡性训练（干扰练习）。
- 下肢灵活性训练（如踏车、水中步行）。

- 上、下台阶训练。
- 腘绳肌训练（抗阻训练）见图7-29。

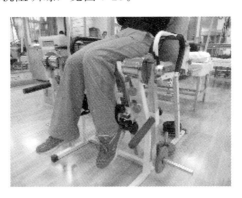

图 7-29　使用膝关节训练椅，进行主动屈膝练习

- 进行步态训练时，如患者出现股四头肌步态、臀中肌步态、跟行步态（小腿三头肌步态），应进行专门的肌肉功能强化训练。
- 若患者出现伸直和屈曲畸形，可根据愈合情况进行牵伸（家庭康复患者不应进行），见图7-30。

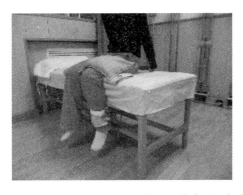

图 7-30　使用墙壁牵引装置对膝关节进行持续屈曲牵引，每次 20～30 分钟

- 依据评价结果进行家庭治疗计划。

4. 特殊情况处理

- 如果练习后组织肿胀明显，应在训练后坚持冰敷，时间为 20 分钟，可暂停训练、休息 1～2 天，同时减轻训练强度。
- 如果主动活动范围明显低于被动活动范围，说明肌肉组织损伤较严重，这时应减少关节活动度的被动练习，加强主动肌肉训练，情况改善后恢复正常的训练方案。
- 如果关节活动时疼痛剧烈，应降低训练强度，必要时行 X 线检查排除内固定松动、断裂等情况。

- 如果关节僵硬，活动度明显受限，应与手术医生讨论进行二期手术松解的可能。

5. 晋级标准

- 无痛和在良好控制下进行行走、上下台阶活动。
- 近端及相邻关节肌肉力量基本恢复正常。
- 关节活动度基本恢复正常。
- X 线显示骨折基本愈合。

6. 附录

膝关节功能障碍可能出现的异常步态有以下几种。

（1）股四头肌步态。原因：伸膝肌无力。表现：患腿在支撑期不能保持伸膝稳定，上身前倾，重力线通过膝关节的前方，使膝被动伸直，通过绞锁机制稳定膝关节。有时患者通过稍屈髋来加强臀肌及股后肌群的张力，使股骨下端后摆，帮助被动伸膝。措施：增加股四头肌肌力训练。

（2）臀中肌步态。原因：髋外展肌群无力，不能维持髋的侧向稳定。表现：上身向患侧弯曲，重力线通过髋关节的外侧，依靠内收肌来保持侧方稳定，并防止对侧髋下沉，带动对侧下肢摆动。如果双侧臀中肌均无力，步行时上身左右摇摆，如鸭子走步，又称鸭步。措施：增强髋关节周围肌群力量。

（3）疼痛步态。各种原因引起患腿负重时疼痛，患者会尽量缩短患腿的支撑期，使对侧下肢呈跳跃式摆动前进，步长缩短，又称短促步。措施：缓解疼痛，可应用冷敷和其他理疗方法（如中频等）。

（4）跟行步态（小腿三头肌步态）：当各种原因引起小腿三头肌无力时，患者在蹬离期不能通过小腿三头肌强有力的收缩带动跟腱收缩并进一步蹬离地面，患者行走时无足部蹬地动作，表现为行走时踝关节跖屈角度不够，足跟离地高度不够，行走缓慢。措施：小腿三头肌训练。

八、第六阶段（第 19～24 周）

此阶段的重点为逐渐恢复患者的运动能力，当证实患侧肢体的肌力（等速测试等）缺失小于 15% 时，可开始跑动练习，然后逐渐增加往复运动练习，但要根据患者个体的具体情况制订计划。

1. 目标

- 步态基本正常。
- 患膝周围肌肉力量基本恢复正常。
- 可进行简单的体育活动。

2. 注意事项

- 避免治疗和训练过程中出现肿胀和严重疼痛。
- 在肌力恢复和医生允许的情况下再逐渐开始体育活动。

3. 治疗措施
- 静蹲训练，见图 7-31。

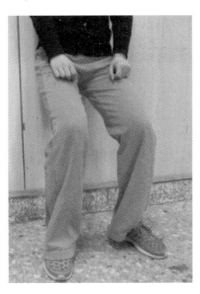

图 7-31　靠墙静蹲练习，屈膝 45°，持续 5 分钟

- 继续强化下肢肌力、柔韧性和灵活性训练。
- 本体感觉训练与平衡训练，在软垫上进行双腿站立、单腿站立，以及侧向跨步、行进中变向训练、交叉步训练，见图 7-32、图 7-33、图 7-34。

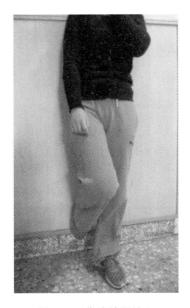

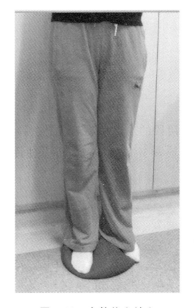

图 7-32　靠墙单腿站立　　　　　　　**图 7-33**　在软垫上站立

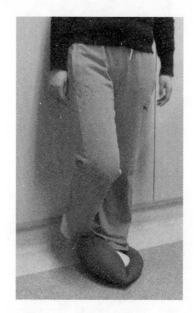

图 7-34   在软垫上单腿站立

- 慢跑（可耐受状态下），功能性往复训练。
- 鼓励患者增强继续锻炼的依从性。

4. 晋级标准

- 能够进行简单的体育活动。
- 患肢的功能活动、灵活性及平衡性良好。
- 能独立进行之后的锻炼，维持和提高治疗效果。

第八章　二级医院膝关节骨折术后康复方案

康复方案基本原则参见第六章。

一、膝关节骨折概述

参见第七章第一部分。

二、康复概述

参见第七章第二部分。

三、第一阶段（第0～2周）

参见第七章第三部分。

四、第二阶段（第3～5周）

参见第七章第四部分。

五、第三阶段（第6～8周）

参见第七章第五部分。

六、第四阶段（第9～12周）

参见第七章第六部分。

治疗措施

- 在之前关节活动的基础上继续加大角度，若一段时间内角度进展缓慢，可在患者的忍受范围内由治疗师进行持续被动终末牵伸，见图8-1（慎重进行）。

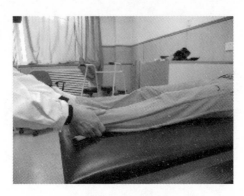

图 8-1 分离牵引

- 可解除伸直保护，由医生选择保护性支具（护膝）。
- 髋关节肌肉渐进抗阻训练（臀大肌后伸，臀中肌外展，见图 7-13、图 7-14、图 7-15，每天 2 次；可负重后进行站立位训练，见图 7-16、图 7-17）。
- 股四头肌肌力训练（闭链训练），腘绳肌肌力训练 0°～10°（等长训练），见图 7-18。
- 若出现肿胀和疼痛继续应用冰敷冷疗。
- 股骨远端骨折、胫骨平台骨折患者在手术医生的允许下开始患肢负重，从体重的 10%开始（患者在体重秤上站立并熟悉 10%负重的感觉后开始），每周增加体重的 10%。
- 固定式脚踏车训练（在允许的情况下）见图 7-19。
- 依据评价结果进行家庭治疗计划。

七、第五阶段（第 13～18 周）

参见第七章第七部分。

八、第六阶段（第 19～24 周）

参见第七章第八部分。

第九章　一级医院膝关节骨折术后康复方案

康复方案基本原则参见第六章。

第一节　膝关节骨折术后患者在社区医疗机构康复注意事项

膝关节骨折虽然属于较常见的疾病，但按照总体患病率推测，在每个社区中此类患者的数量较少，因此，社区医务人员缺少相关经验，在进行膝关节骨折术后患者的康复治疗时，以下原则可供借鉴。

一、理解膝关节的特性

膝关节是全身最大的关节，包括髌股关节和胫股关节。由于股四头肌的强力收缩，在上、下楼梯或做深蹲动作时，髌股关节承受很大的压力，下楼时髌股关节承受的压力最大可相当于自身体重的 6 倍，上楼时最大可相当于自身体重的 3 倍。在日常生活中，如果膝关节的活动度可达到 0°～60°，即可完成大部分活动，除蹲下动作外，患者的日常生活不会受到太大的影响。膝关节可完全伸直在行走中有重要意义，在康复训练中，要尽一切努力恢复膝关节主动伸直的能力。由于膝关节是承重关节，因此人群中膝骨性关节炎的发生率很高。膝关节骨折患者原有的正常结构被破坏，即使手术解剖复位也无法完全恢复骨折前的力线，术后较长时间患膝不能完全承重，这会影响膝关节软骨的代谢，可能加速软骨的退化，以上两个因素会加速膝关节的退变，患者在后期出现创伤性关节炎的概率较高。因此，在康复过程中一定要注意对患者进行健康宣教，告诉患者要尽量恢复膝关节周围力量，同时避免过度使用膝关节。

膝关节内有丰富的滑膜组织，创伤后很易出现关节积液。对此，较好的方法是使用脉冲短波治疗，积液明显时每天照射一次，每次 10 分钟，使用无热量的治疗剂量。同时，可使用冰敷治疗。对于肿胀的膝关节，使用温热治疗，如蜡疗、红外线治疗等通常会加重肿胀，应避免使用。

膝关节的屈伸伴随着髌骨的上下滑动，如髌骨粘连将严重限制膝关节的活动，因此，在扩大膝关节活动度时，应首先恢复髌骨的活动度。髌骨在左右方向的活动范围通常相当于髌骨宽度的一半，髌骨的向内活动更为重要，要优先恢复。

二、异常情况

按照分级康复的原则，要及时发现康复训练中的异常情况，一旦发现，应将患者转往三级医院进行治疗。应主要注意观察以下几种情况。

1. 伤后 2 个月，膝关节活动度依然很差，活动范围低于 30°。

2. 伤后 2 个月，膝关节依然无法完全主动伸直。

3. 膝关节被动活动范围明显高于主动屈伸的活动范围，如超过 20°应转诊至上级医院。

患者完全脱拐行走后，行走中表现出较明显的异常，包括患膝在支撑中期出现膝反张（股四头肌力量不足，通过膝反张锁紧膝关节加以弥补），走路时躯干过度歪向患侧（患侧臀中肌力量不足），走路时小腿蹬地力量不足、走路时脚掌不离地（跟行步态）。

步行时膝关节疼痛，一直无明显减轻。

上、下楼梯时膝关节疼痛，一直无明显减轻。

三、如何在训练中避免风险

社区医务人员在膝关节骨折患者术后的康复训练中注意以下几点：

1. 髌骨骨折患者在术后 8 周内应避免过大强度的屈曲训练。

2. 中老年女性多有不同程度的低骨量或骨质疏松症，在骨折后的 4～16 周，由于长期制动、缺乏主动活动，股骨、髌骨、胫骨会有比较明显的骨质疏松。而这时，骨折已经逐渐愈合，医务人员会缺乏警惕，在训练中使用较大的力量，导致骨折。对此，应定期摄 X 线片，观察膝关节的骨骼质量。

3. 膝关节比较容易出现关节积液、关节周围组织肿胀，因此，在康复过程中要积极使用冰敷等措施减轻组织炎症。如积液明显，由于置入了金属内固定物，不能使用脉冲短波治疗，可使用激光治疗，有一定的消除积液的作用。

4. 如果患者膝关节很僵硬，康复效果差，应及时转往上级医院。如果此时强行训练，由于关节僵硬，施加的力量往往集中于较为局限的位置，反复操作，会导致骨折的风险增加。

第二节　膝关节骨折术后康复方案

一、膝关节骨折概述

参见第七章第一部分。

二、康复概述

参见第七章第二部分。

三、第一阶段（第 0～2 周）

参见第七章第三部分。

四、第二阶段（第 3～5 周）

这一阶段血肿逐渐机化，肉芽组织进而演变成纤维结缔组织，骨折断端形成纤维连接，在 2～3 周完成。之后，原始骨痂形成并不断钙化而逐渐加强，当其达到足以抵抗肌收缩及成角、剪力和旋转力时，则骨折已达到临床愈合，一般需 4～8 周。此时，X 线片上可见骨折处四周有梭形骨痂阴影。这期间软组织已经逐步愈合，骨折部位虽有愈合但还不能承受较大应力，因此应严格限制负重，尽最大可能控制肿胀和保证骨折部位顺利愈合，保护内固定的稳定。

1. 目标
- 控制术后疼痛和肿胀。
- 关节活动度 0°～90°。
- 预防股四头肌萎缩。
- 预防伸直迟滞（膝关节的病变或其他原因引起的主动完全伸膝表现延迟的现象，最常见表现为患者可以主动伸膝但不能完全伸直）。
- 相邻关节活动度和肌力的正常化。
- 辅助下转移和家庭生活动作指导。

2. 注意事项
- 若关节周围肿胀较重、渗出较多或伤口张力较大，应适当减少运动量或延迟被动活动。
- 抬高患肢，将枕垫放置在小腿以下，避免发生伸直迟滞。
- 避免过度训练对神经、血管的损伤（腓总神经、腘窝血管），保护内固定的稳定。
- 避免腘绳肌和小腿肌肉的收缩和牵拉（胫骨平台骨折，股骨髁骨折）。
- 患侧不负重。
- 若出现以下几种情况，应尽早到医院或康复机构复查。若明确一级医院无法进行相应处理或治疗，应尽早转诊到三级医院。

（1）4～6 周内膝关节未能到屈曲 90°。

（2）下肢出现明显的肿胀、疼痛（提示血栓发生），严重者还可能发生下肢骨筋膜室综合征（骨筋膜室内的肌肉、神经因急性缺血、缺氧而产生的一系列症状和体征）。

（3）下肢出现麻木、感觉运动障碍（提示神经损伤），其中，胫骨平台骨折当涉及外侧髁时容易累及腓总神经，造成损伤，当损伤时会出现腓总神经支配区域（小腿前外侧，见图9-1）的感觉异常和胫骨前肌麻痹，即踝关节背屈力弱或无力，严重者可出现足下垂，见图9-2。

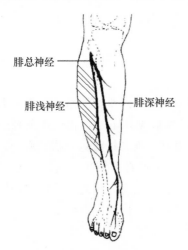
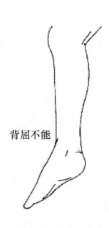

图 9-1　腓总神经支配区　　　　　　　图 9-2　足下垂

（4）肌肉和关节周围异位骨化（行 X 线检查），见图9-3。

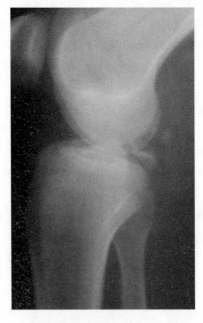

图 9-3　膝关节骨化性肌炎

3. 患者情况评估

- 组织炎症：肿胀是否明显，有无静息时疼痛，组织是否有局部紧张、触痛。
- 疼痛：关节活动时有无剧烈疼痛。
- 肌肉功能：可否主动完成膝关节屈曲、伸展动作；主动活动度范围与被动活动度范围差距是否较大（被动活动范围应由治疗师来检查）。
- 关节活动度：每1～2周应逐渐增加。

4. 治疗措施　参见第七章第四部分。

5. 特殊情况处理　参见第七章第四部分。

6. 附录　参见第七章第四部分。

五、第三阶段（第6～8周）

参见第七章第五部分。

六、第四阶段（第9～12周）

参见第七章第六部分。

七、第五阶段（第13～18周）

参见第七章第七部分。

八、第六阶段（第19～24周）

参见第七章第八部分。

第十章　膝关节骨折术后家庭康复方案

第一节　膝关节概述

一、膝关节组成

膝关节由股骨内、外侧髁（大腿骨）和胫骨内、外侧髁（小腿骨）及髌骨（膝盖骨）构成，为人体最大且构造最复杂、损伤机会较多的关节，见图 10-1。膝关节骨折多为高能量外伤所致，可能涉及的相关骨折有股骨髁部骨折（大腿远端）、髌骨骨折和胫骨平台骨折（小腿近端），不同骨折或同一骨折的不同分型术后的康复方案也有不同。

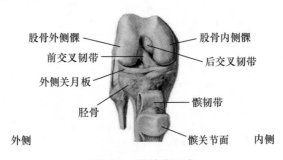

股骨外侧髁　　　　　　　股骨内侧髁

前交叉韧带　　　　　　　后交叉韧带

外侧关月板

胫骨　　　　　　　　　髌韧带

外侧　　　　　　　　髌关节面　　　内侧

图 10-1　膝关节组成

二、膝关节周围肌肉

1. **膝关节伸肌群**　为大腿前侧肌肉，称为股四头肌，主要作用为伸直膝关节，见图 10-2，分别称为股直肌、股外侧肌、股中间肌及股内侧肌，四个头向下汇成四头肌腱附着于髌骨，向下借髌韧带止于胫骨粗隆（小腿骨前上方）。当股四头肌力量较差或股四头肌萎缩时易造成伸直受限，即不能主动将膝关节伸直。强壮的肌肉可以分散关节表面的压力，因此，早期在医生和治疗师的同意和指导下尽快进行肌肉锻炼，防止肌肉萎缩是至关重要的。

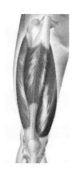

图 10-2　膝关节周围肌肉前面观

2. 膝关节屈肌群　为大腿后侧肌肉，称为腘绳肌，主要作用为使膝关节屈曲（后踢腿动作，见图 10-3）。肌肉包括股二头肌、半腱肌和半膜肌。当屈肌群肌肉力量不足或肌肉萎缩时容易造成患者主动屈曲角度受限，进而很大程度地影响日常生活。

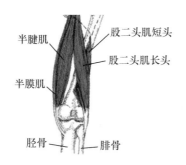

图 10-3　膝关节周围肌肉后面观

在恢复膝关节周围肌肉的同时，也要注意恢复髋关节（臀部）周围肌肉力量，因为膝关节为负重关节，在早期要进行无负重下的行走，会在一定程度上造成髋关节周围肌肉力量的下降。为了更好地锻炼下肢的整体力量和协调性，适时进行髋关节周围肌群的力量训练也是必要的，主要包括臀大肌（后部肌肉）和臀中肌（外侧肌肉）。

三、膝关节活动度

膝关节的正常活动范围为 0°～135°，部分人可以过伸 5°～10°，或屈曲角度至 150°（即小腿后部与臀部相贴，见图 10-4）。测量时以膝关节为中心，大腿的延长线和小腿之间的夹角即为膝关节活动度。人在步行中需要膝关节屈曲 67°，上楼梯需要屈曲 83°，下楼梯需要屈曲 90°～100°，从椅子站起需要屈曲 93°，若要完成下蹲等动作则需要膝关节有更大的屈曲角度。不论屈曲还是伸直角度均达不到良好的活动范围时，都有可能造成患者步态的异常和某些日常生活活动无法完成。

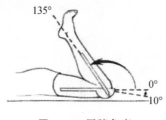

图 10-4　屈膝角度

第二节　家庭康复计划

一、术后 7 天至 2 周

遵照手术医生和康复医生的指导练习。

二、术后 3～8 周

此时软组织和骨折部位都在逐渐愈合，需要做的就是在尽量保护内固定稳定的情况下逐渐开始进行自我锻炼，包括关节活动度和肌肉力量等，避免暴力和过分的锻炼。注意锻炼中出现的异常反应，积极控制肿胀。听从医生意见按时到医院复查 X 线片。

1. 训练内容

● 髌骨松动术（将膝关节伸直放松，用掌根或手指向上、向下、向内、向外、斜向各个方向用力推动髌骨，每天 2～3 次，每次每个方向各 10 下，见图 7-7）。对于髌骨粉碎性骨折的患者行髌骨松动术时应更加注意手法轻柔，不要暴力。

● 踝关节下垫毛巾卷防止伸直迟滞（即任何原因导致的无法主动伸直膝关节，应尽量保持膝关节伸直或过伸状态），抬高患肢，每天压腿 2～3 次（用持续的力下压膝关节，避免快速晃动），见图 7-12。

● 相邻关节活动度肌力训练（踝泵训练见图 7-5、图 7-6，踝关节的屈伸训练在终末姿势保持 2～3 秒，至少每小时活动 1 次，每次 20 下，尽量多做），可以防止小腿肌肉萎缩，预防深静脉血栓等并发症。

● 进行膝关节主动辅助关节活动度训练（如抱腿或利用弹力带训练等，见图 10-5、图 10-6、图 10-7），尽量在关节疼痛可耐受范围内进行，不要暴力运动，避免快速的往复运动。胫骨平台骨折 V 型和 VI 型患者在术后 6 周内应佩戴支具保护，期间可摘除支具练习关节活动度，但要根据骨折的严重情况适当调整角度，不宜过大（听从医生和治疗师的建议）。逐渐增加屈曲活动度，但不要超过 90°，尤其是髌骨骨折患者，建议在 6 周内主动屈曲不要超过100°，因为过度屈曲会造成骨折部位压力过大，影响愈合。

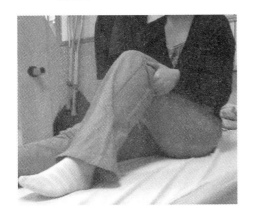

图 10-5　抱大腿屈膝

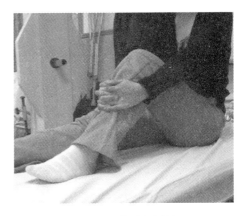

图 10-6　抱小腿屈膝

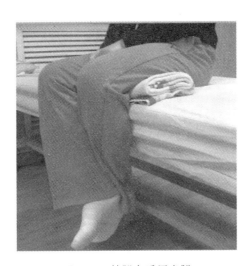

图 10-7　健腿向后压患腿

- 股四头肌等长收缩训练（膝关节伸直位时大腿尽量绷直，见图10-8、图10-9）或直腿抬高训练（膝关节保持伸直位抬离床面30°，见图10-10），每天2～3次，每次10～15个，收缩6～10秒放松10秒为1个。胫骨平台Ⅴ型和Ⅵ型患者要考虑骨折的严重程度和部位，若骨折邻近肌腱附着点处，应与医生沟通适当延迟肌肉锻炼的时间，某些髌骨下极骨折或严重粉碎性骨折的患者也应在医生的允许下方可进行股四头肌训练或直腿抬高训练。在进行股四头肌等长收缩练习时，应先将大腿绷直后再向上抬起做直腿抬高，避免髋关节肌肉代偿。

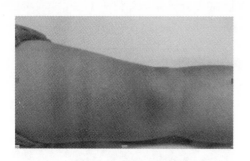

图 10-8　大腿肌肉放松

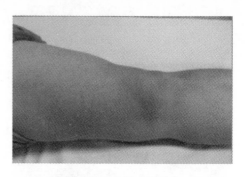

图 10-9　绷紧大腿肌肉

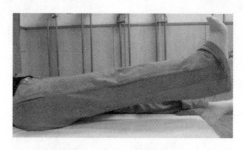

图 10-10　绷紧大腿肌肉并抬起

- 利用冰袋等进行冰敷冷疗（每次 20 分钟，一次时间不宜过长，若关节肿胀非常严重，可增加冰敷次数，每 2～3 小时进行 1 次）。
- 上肢功能及心血管功能锻炼（在允许的情况下可进行上肢的主动训练，如利用哑铃等）。
- 注意使用双拐在患侧不负重的情况下进行行走和转移活动。

2. 自我评估　出现下述情况要及时联系医生。

（1）软组织：手术部位和相邻部位是否出现红、肿、热、痛等症状，检查伤口愈合情况，是否有不愈合和渗出。

（2）关节活动度：是否出现伸直迟滞（不能伸直至 0°位）或屈曲角度相对较差。相邻关节是否活动正常。

（3）肌肉：是否出现明显的肌肉萎缩和不能完成主动的肌肉收缩（提示神经损伤）。

（4）疼痛：是否出现明显的关节周围和相邻部位的疼痛（提示血栓发生）。

（5）感觉异常：是否出现骨折相关部位的感觉异常或麻木（提示神经损伤）。

3. 常见问题及处理

（1）伤口不愈合，有渗出：应及时到医院就诊复查，换药。

（2）疼痛和肿胀：将患肢抬高，进行冰敷、理疗等。

（3）若关节周围肿胀较重，渗出较多或伤口张力较大，应适当减少运动量或延迟被动活动。

（4）若出现下肢肢体麻木、感觉障碍、肢体疼痛或明显的肌肉萎缩应尽快到医院进行复诊咨询。

（5）若出现明显的关节活动度受限（伸直和弯曲受限，怀疑异位骨化），应尽快到医院复诊。

（6）若出现主动被动活动角度相差较大，应及时向医生或治疗师复诊咨询。

三、术后第 9～15 周

1. 训练内容

- 髌骨活动度训练：若髌骨活动已正常则可以不再进行推髌骨训练，若髌骨活动尚不能达到正常（尤其髌骨骨折患者）则需继续进行。

- 伸直锻炼：若伸直角度出现受限，可在医生和治疗师的允许下进行膝关节伸直下压训练，即在膝关节伸直位下用沙袋或其他重物进行下压训练，见图 10-11。

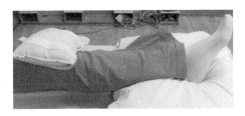

图 10-11　膝关节伸直位下用沙袋压直关节

- 在之前的基础上继续进行膝关节弯曲角度的练习（主动练习和被动练习），在疼痛可耐受范围内逐渐增加活动度。注意膝关节屈曲角度的进展要循序渐进，不要激进。到 12 周时逐渐增加至全范围或术前角度。但对于胫骨平台不稳定、粉碎性髌骨骨折的患者可适当减缓训练的进程，以防止过度屈曲的角度增大骨折部位的应力，影响愈合。

- 股四头肌直腿抬高训练，具体训练量根据个人情况适当调整，每天 2～3 次。到后期可逐渐用沙袋抗阻（500 g），见图 10-12。可进行腘绳肌训练（坐位主动勾腿），见图 10-13。

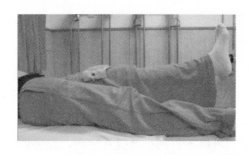

图 10-12　腿上绑沙袋进行直腿抬高练习

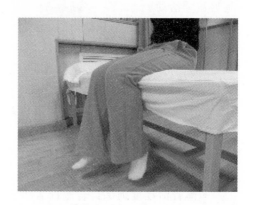

图 10-13　坐位主动向后勾腿

- 髋关节肌群训练，包括臀大肌训练和臀中肌训练。每天 2～3 次，每次 10～15 个，收缩 10 秒休息 10 秒为 1 个，见图 7-13、图 7-14、图 7-15、图 7-16、图 7-17。
- 在医生和治疗师的允许下（前提是 X 线片复查结果显示骨折愈合情况良好）开始进行负重训练（建议在康复机构进行），从 10%～15% 的体重负重开始，逐渐增加至负重 100% 体重（根据骨折愈合情况适当调整，有负重关节面塌陷、不稳定、Ⅴ型和Ⅵ型或严重粉碎性髌骨骨折的患者可适当延迟），可借助体重秤练习患侧负重。
- 有条件的患者可在游泳馆中进行水中训练（借助浮力减少肢体负重）。
- 利用墙壁等固定的平面进行膝关节滑行练习，见图 10-14。

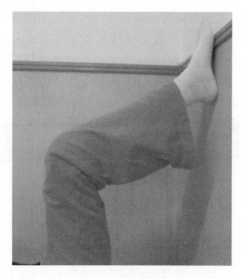

图 10-14　仰卧、脚裸在墙上向下滑动

- 利用健身器材等进行灵活性训练（固定式的踏车训练），见图 7-19。
- 平衡和本体感觉训练（可以负重 50％体重时即可开始，左、右和前、后交替重心转移训练），见图 7-20、图 7-21。

2. 自我评估

（1）注意训练中和训练后是否出现严重的疼痛、肿胀或响声等异常情况。

（2）注意观察骨折部位周围软组织情况，是否有严重的粘连等。

（3）注意训练量的掌握，一般为第二天不出现明显的酸痛、肿胀和虚弱为宜。

（4）评估自己膝关节的伸直和屈曲活动度情况（主动活动和被动活动两方面）。

（5）与之前的训练过程相比较，是否有进步或反弹。

3. 常见问题和处理

（1）应用冰敷和理疗等手段处理训练过程中出现的肿胀和疼痛。

（2）若出现训练过量、肌肉酸痛、全身虚弱等情况应适当减少运动量或休息。

（3）若出现严重的粘连、膝关节活动范围较差，应及时到医院或康复机构咨询。

（4）当膝关节的主动、被动活动范围相差较大时，应及时复查。

四、术后第 16～20 周

1. 训练内容

- 继续关节活动度训练和负重训练（Ⅴ型、Ⅵ型、严重粉碎骨折患者）。
- 股四头肌、腘绳肌的等长训练及等张训练（利用沙袋、弹力带），见图 10-15、图 10-16、图 10-17。

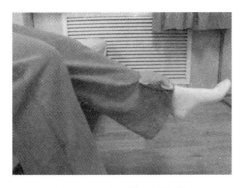

图 10-15　向上踢（用沙袋）

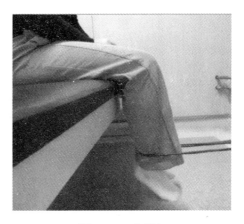

图 10-16　向后勾

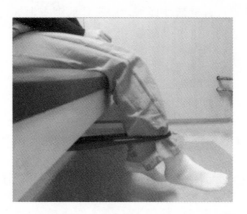

图 10-17　向上踢（用弹力带）

- 髋关节周围肌肉抗阻训练，每天 2～3 次。
- 本体感觉平衡性训练（干扰练习、单腿站立等），见图 10-18。

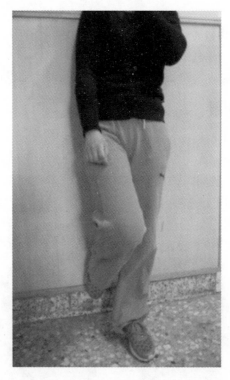

图 10-18　单腿站立

- 下肢灵活性训练（踏车、水中步行、游泳等）。
- 上、下台阶（楼梯）训练。
- 行走步态练习（可利用镜子对照）。

2. 自我评估

（1）后期锻炼应注意运动量的控制，不要过度锻炼。

（2）负重训练可逐渐增加幅度，评估训练中出现的疼痛和肿胀情况。

（3）注意相邻关节（髋关节、踝关节）肌力活动度是否恢复正常水平。

（4）关节活动度和肌力是否恢复正常。

（5）疼痛评估是否在可接受范围内。

3. 常见问题及处理

（1）避免肌肉出现过度训练而导致的酸痛和肿胀，及时应用冰敷和理疗处理。

（2）骨折严重患者继续关注骨折愈合情况，以确定可以锻炼的项目。

（3）若出现以下不正确的步态，应及时到康复机构咨询：股四头肌步态：患者在患腿支撑时不能保持伸膝稳定，走路时瘸腿；臀中肌步态：臀中肌无力，步行时上身左右摇摆，形如鸭子走步，又称鸭步；疼痛步态：各种原因引起患腿负重时疼痛，患者尽量缩短患腿的支撑期，使对侧下肢呈跳跃式摆动前进，步长缩短，又称短促步。

五、术后第 21～24 周

此阶段重点为逐渐恢复患者的运动能力，当患侧肢体的肌力（等速测试等需要到专业机构测试）证实缺失小于 15% 时，可开始跑动练习，然后逐渐增加往复运动练习，但要根据患者个体具体情况制订计划。

1. 训练内容

● 渐进性静蹲训练，见图 10-19。

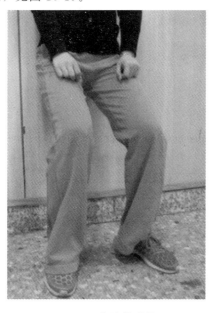

图 10-19　靠墙静蹲练习

- 继续强化下肢肌力、柔韧性和灵活性训练。
- 强化本体感觉训练。
- 平衡性训练（可利用枕头等不稳定平面，单腿或双腿训练），见图 10-20。

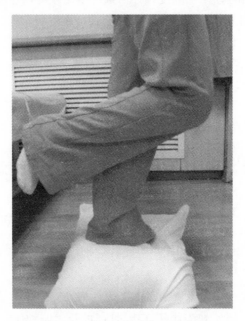

图 10-20　在枕头上单腿站立练习

- 慢跑（可耐受状态下），功能性往复训练。
- 鼓励患者继续增强锻炼的依从性。

2. 自我评估

（1）患肢的灵活性、协调性和平衡性。

（2）日常生活能力和运动能力。

3. 常见问题　此时已经为康复锻炼的后期，主要目的是逐渐恢复到受伤之前的整体状态，因此，要注意不要进行过分激烈的体育活动，尤其是骨折损伤严重的患者。注意控制训练强度和运动后出现的疲劳感，逐渐恢复到正常的日常生活和工作中，重返工作和社会。

第十一章　腰椎术后康复基本原则

一、骨科常见疾病术后分级康复目标

1. 恢复患者功能　包括关节活动度、力量、步态、腰椎稳定、无痛、无慢性炎症。

2. 预防及减少并发症　包括步态异常、慢性腰痛、下肢无力、下肢麻木。

二、适用技术

1. 炎症控制　包括冷敷、非甾体消炎药物、理疗（激光）。

2. 维持与改善关节活动度　包括被动活动（患者自己进行、治疗师进行）、主动活动（患者自主、辅助主动活动）。

3. 肌肉力量训练　包括等长训练、等张训练、腰部核心力量训练（腰椎稳定性训练）。

4. 功能训练　主要是日常生活动作训练。

5. 疼痛控制技术　包括中频电疗、激光照射、腰椎稳定性训练。

6. 创伤性关节炎的预防与控制　包括健康教育、功能训练。

三、以上技术可能导致的风险

1. 椎间植骨未融合　由腰背部主动训练时杠杆作用造成的较大的力矩所致。

2. 慢性腰痛　过度谨慎的康复训练可能导致腰背肌肉萎缩、腰椎稳定性下降。

四、风险预防机制

1. 患者教育　包括生物力学知识、训练方案介绍、潜在风险、疼痛自我管理、健康知识宣教。

2. 预警机制　告知患者何种情况下需要联系手术医生（如慢性腰痛、下肢麻木疼痛）。

附录1　康复基本原则

1. 根据组织恢复的不同时期确定操作原则和操作内容。
2. 注重全身功能的维持与提高。
3. 对并发症的早期发现与预防。

附录2　常见并发症的处理

常见并发症主要包括慢性腰痛、下肢麻木或感觉异常、下肢肌肉力量减弱。出现腰痛时，应进行腰部稳定性训练，分析腰痛的原因，采取相应的康复治疗，并与手术医生讨论腰痛的原因。出现下肢麻木或感觉异常时，应分析原因，并与手术医生讨论治疗方案。出现下肢肌肉力量减弱时，可采用生物反馈治疗、神经肌肉电刺激、渐进康复训练等技术提高肌肉力量，也可采取步态训练、配置足踝矫形器来改善步态。

附录3　慢性腰痛的原因

腰部肌群可分为运动肌群（竖脊肌、腰大肌等）和稳定肌群（多裂肌等）。运动肌群的主要功能为提供动力，稳定肌群在运动中的主要作用为稳定腰椎。由于手术创伤、术后长期制动等原因，稳定肌群萎缩或功能下降、腰椎稳定性下降可导致慢性腰痛。其他原因有慢性炎症、植骨不融合等。

第十二章　腰椎（L4/5 或 L5/S1）后路内固定、椎间植骨融合术后康复方案

一、腰椎退行性疾病概述

腰椎退行性疾病包括腰椎间盘突出症、腰椎管狭窄、腰椎滑脱、腰椎不稳等。主要临床症状包括腰痛、下肢麻木或疼痛、下肢肌肉力量减弱等。手术的目的包括重建腰椎稳定性、解除神经受到的压迫等。

二、康复概述

单节段腰椎（L4/5 或 L5/S1）后路内固定、椎间植骨融合术术后康复的目的是恢复患者的功能，预防并发症，如下肢深静脉血栓、慢性腰痛等。常用康复技术包括康复教育（对患者的培训）、主动运动、理疗等。

一般来讲，对于单节段腰椎手术，椎体融合（PLIF）发生在术后 4 个月内。PLIF 的融合率为 85％，生物性融合受许多因素的影响，包括吸烟、融合节段两端承受的机械应力（愈合期的运动）等。必须认真考虑杠杆臂产生的作用力，如上、下肢及其对腰椎产生的作用力。研究表明，仰卧位抬起双腿对腰椎内固定物产生的负荷最大。

1. 患者培训

（1）腰椎的解剖及生物力学机制。

（2）教会患者正确移动身体的方法。

（3）教会患者正确的站、坐、起立、搬动物体、睡眠的姿势。

（4）指导患者掌握可以减轻疼痛的姿势。

（5）树立患者疼痛护理、轴向翻身练习、直背弯腰（从髋部开始弯腰）的理念，使患者理解避免腰部运动的重要性。

（6）教会患者术后进行康复以增强力量及功能的方法：在没有神经刺激症状的情况下，无痛进行腰髋部核心肌群和下肢力量训练，对短缩的组织进行牵伸。

（7）教会患者常规适应性训练的方法：包括心肺功能训练、有氧运动训练。

2. 患者评估　有无腰背部、髋部组织的短缩；有无腰部核心肌群力量的明显下降；有无下肢力线的异常，包括足部过度旋前或旋后、胫骨过度扭转、双

下肢不等长；有无严重的膝关节炎；有无颈椎疾病；有无明显的焦虑或抑郁情绪。

3. 治疗措施

(1) 患者培训。

(2) 常用腰椎核心肌群训练方法。①提肛收下颌动作：患者坐位，将肛门向上收提，同时下颌向后收紧，坚持 10 秒，重复 20 个，每天 3 次。②腰压床动作：患者仰卧位，屈髋屈膝，通过收缩腹肌，将腰下沉，贴近床面，坚持 10 秒，重复 20 个，每天 3 次。

(3) 牵伸训练：对发生短缩的髂腰肌、腘绳肌、竖脊肌进行牵伸。①髂腰肌：患者仰卧于较高的床边，将一侧下肢搭到床沿下，依靠腿的重量进行自我牵伸。如有必要，家属可一手摁住患者对侧骨盆，另一手向下摁患者下肢，增加牵伸重量。坚持 3～5 分钟，每天 2 次。②腘绳肌：患者仰卧位，家属将一侧下肢保持伸直位向上抬起，抬到患者大腿后侧微痛处停止，坚持 3～5 分钟，每天 2 次。③竖脊肌：患者仰卧位，屈髋屈膝，将身体抱成一团，进行自我牵伸，坚持 3～5 分钟，每天 2 次。

(4) 耐力训练：利用固定自行车进行有氧运动训练，每次 20 分钟，每天 1～2 次。

(5) 步态训练：纠正已有的异常步态；指导患者从依靠助行器行走逐渐过渡到扶拐行走。

(6) 术后治疗性训练指导：包括股四头肌训练、臀部肌群训练、腹部肌群训练。

三、术后第一阶段（第 0～2 周）

1. 目标

- 患者培训。
- 为愈合中的融合部位提供最佳保护性环境。
- 控制术后疼痛。
- 功能维持。
- 提高对日常生活活动的耐力和耐受性。

2. 注意事项

- 避免所有的腰部活动（严禁腰部弯曲、伸展、侧弯及旋转）。
- 坐位不得超过 20～30 分钟。
- 根据骨科医生的意见，决定可否穿戴支具。
- 不要举起超过 2 kg 的物体。

3. 特殊情况处理　患者出现持续的腰痛、下肢麻木疼痛，训练时疼痛，严重的焦虑、抑郁情绪时，需要与手术医师联系。

四、术后第二阶段（第 3~5 周）

1. 目标

（1）患者培训：腰椎的解剖及生物力学机制；教会患者正确移动身体的方法；教会患者正确的站、坐、起立、搬动物体、睡眠的姿势；指导患者掌握可以减轻疼痛的姿势；树立患者疼痛护理、轴向翻身练习、直背弯腰（从髋部开始弯腰）的理念，使患者理解避免腰部运动的重要性。

（2）为愈合中的融合部位提供最佳保护性环境。

（3）控制术后疼痛。

（4）功能维持与扩大：患者通常在术后第 6 周时就能独立进行日常生活活动。

（5）独立进行治疗性家庭训练计划。

（6）提高对日常生活活动的耐力和耐受性。

2. 注意事项

• 避免所有的腰部活动（严禁腰部弯曲、伸展、侧弯及旋转）。

• 逐步使坐位时间达到 30~45 分钟。

• 根据骨科医生的意见，决定可否穿戴支具。

• 不要进行下肢直腿抬高训练。

3. 治疗措施

• 坐姿训练：坐位时获得腰背部的良好支撑，避免长时间的腰部弯曲（见图 12-1）

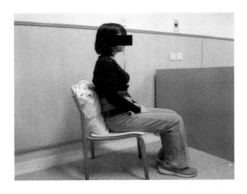

图 12-1　坐位时腰部向后靠在椅背上，获得充分支持

• 移动训练

向前弯曲时：双足同肩宽站立，收腹，屈膝屈髋，撅臀但不要弯腰，站起时，双手压膝收臀，并可借助辅助器具（见图 12-2、图 12-3）

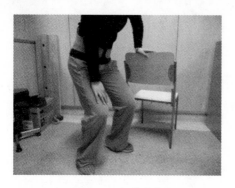
图 12-2 向前弯曲

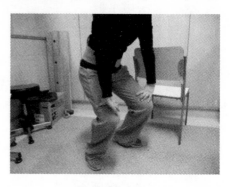
图 12-3 站立

蹲位时：单腿向前，保持脊椎平衡，屈膝至后腿膝盖接触地板，抓住某些物体以保持平衡，压膝使自己站起来（见图 12-4、图 12-5）。

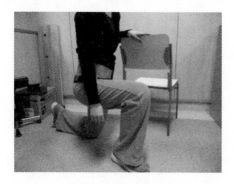
图 12-4 蹲下

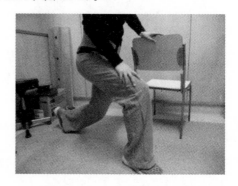
图 12-5 站立

背肌等长训练：仰卧位，屈髋屈膝，绷紧背部肌肉，每次 6～10 秒，重复每次 30 个，每天 2 次（见图 12-6）。

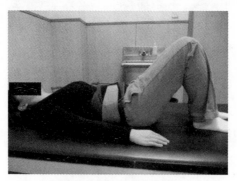
图 12-6 背肌等长训练

● 踝泵练习：用力、缓慢、全范围地屈伸踝关节，每组 5 分钟，每次 2 组，每天 3 次（见图 12-7、图 12-8）。

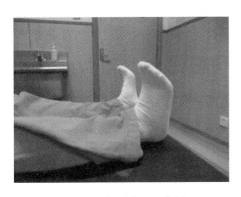

图 12-7 踝泵练习：背屈

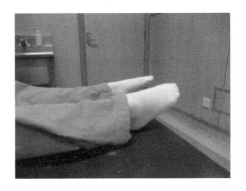

图 12-8 踝泵练习：向下蹬脚

- 股四头肌练习：保持肌肉张力防止萎缩，大腿前侧绷劲 10 秒，放松 10 秒
  为一个，每次 10～15 个，每天 3 次（见图 12-9、图 12-10）。

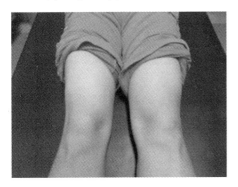

图 12-9 收缩（绷紧大腿肌肉）

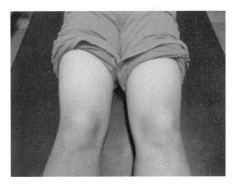

图 12-10 放松（放松大腿肌肉）

- 被动直腿抬高滑动神经练习：仰卧位，早期最好由康复治疗师操作完成被
  动直腿抬高动作（抬高角度＞70°为正常），出院后由家属帮助完成练习，
  每天 2～3 次，每次 10 个，每个动作 5～10 秒，禁止暴力练习，保持疼痛
  在耐受范围内（见图 12-11）。

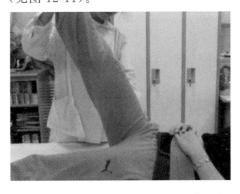

图 12-11 被动直腿抬高练习（治疗师抬高患者下肢）

- 用药物缓解疼痛，学习、改进无痛下活动技巧。
- 站立和平衡训练：保护腰椎的情况下，双足分离，与肩同宽，脚尖正向前，下肢及腰腹肌肉收缩，努力控制身体正直姿势，保持平衡。在可控制的身体平衡范围内，前后左右交替移动重心。争取可达到移向一方单腿完全负重站立。每次5～10分钟，每天2次（见图12-12、图12-13、图12-14、图12-15、图12-16、图12-17）。

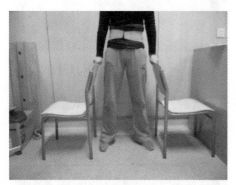

图 12-12　辅助下站立

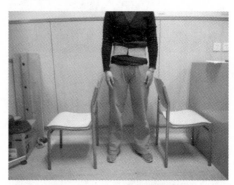

图 12-13　无辅助下站立

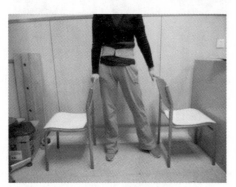

图 12-14　向右转移重心

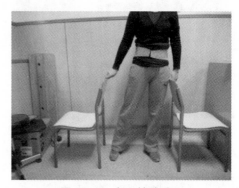

图 12-15　向左转移重心

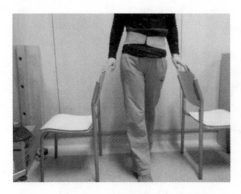

图 12-16　向前转移重心

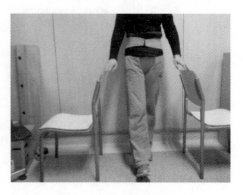

图 12-17　向后转移重心

步行训练：从拄双拐或扶助行器开始，逐渐脱拐或离开助行器，逐渐增加至可连续步行 20 分钟或连续步行 1 km（见图 12-18）。

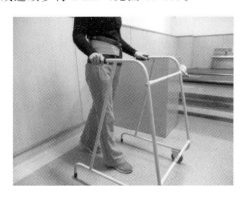

图 12-18　步行训练

- 仰卧屈髋屈膝体位，无痛下完成背肌等长收缩训练，坚持 10 秒，放松 10 秒，每次 10～15 个，每天 3 次（见图 12-19，家庭康复中不应做此训练）。

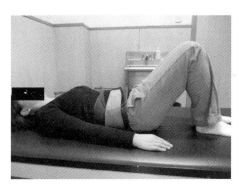

图 12-19　背肌等长训练

- 坚持佩戴围腰，卧床时可摘下。

4. 特殊情况处理　若出现持续的腰痛、下肢麻木疼痛，训练时疼痛，严重的焦虑、抑郁情绪，需要与手术医师联系。

5. 晋级标准

- 疼痛得到有效控制。
- 患者掌握了正确坐姿、移动身体的方法和缓解疼痛的姿势。
- 坐位能坚持 45 分钟。
- 可独立连续行走 20 分钟或连续行走 1 km。
- 日常生活自理能力提高。

五、术后第三阶段（第6～8周）

1. 目标

- 患者培训。
- 为愈合中的融合部位提供最佳保护性环境。
- 控制疼痛。
- 增强患者对负荷体位（坐位、站立和行走）的耐受力。
- 提高肌肉力量（如果存在肌无力），包括髋部肌群、背部肌群、下肢伸肌群和屈肌群。
- 牵伸短缩的髋周组织（如果存在短缩）。
- 使功能活动最大化：在这个阶段，部分患者可以根据自己的职业返回工作岗位，如果可能，最好从恢复部分工作时间开始。
- 独立进行治疗性家庭训练计划。
- 提高对日常生活活动的耐力和耐受性。

2. 注意事项

- 逐步提高坐姿耐受性，这是多数职位完成本职工作所必需的。
- 根据骨科医生的意见，决定可否穿戴支具。

3. 治疗措施

- 继续背肌等长收缩训练。
- 无痛下逐渐开始腰椎稳定性训练：

提肛收下颌练习：患者坐位，将肛门向上收提，同时下颌向后收紧，坚持10秒，重复20个，每天3次/天（见图12-20）。

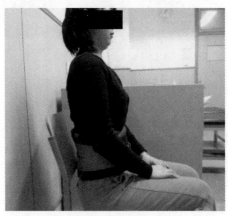

图 12-20 提肛收下颌练习

卧位腰压床练习：患者仰卧位，屈髋屈膝，通过收缩腹肌，将腰下沉，贴近床面，坚持10秒，重复20个，每天3次（见图12-21）。

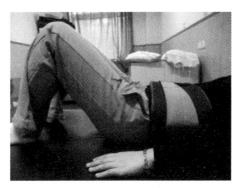

图 12-21　卧位腰压床练习

对角线支撑练习：患者跪位，双手及双膝接触地面，头部自然下垂，向前伸出一侧上肢，同时向后伸出对侧下肢，维持 5～10 秒，换另一侧对角线上、下肢，每组 10～15 个，每天 2～3 组（见图 12-22）。

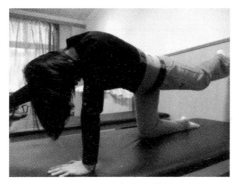

图 12-22　对角线支撑练习

屈髋屈膝位腹肌练习：仰卧位，屈髋屈膝，患者双手抱胸，用力收缩腹肌但保持肩膀不离床（腹肌等长收缩练习），每组 10～15 个，每天 3 次（见图 12-23）。

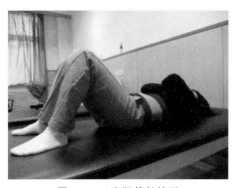

图 12-23　腹肌等长练习

双腿搭桥训练：仰卧位，屈髋屈膝，双脚平放在床上，抬起臀部离开床面，尽量挺直身体，并保持平衡。开始先将手放于身体两侧，逐渐增加难度到双手抱胸。保持 10 秒，每组 10～20 个，每天 3 组（见图 12-24、图 12-25）。

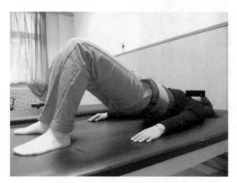   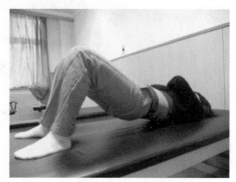

图 12-24　手放两侧搭桥　　　　　　　　图 12-25　双手抱胸搭桥

● 被动直腿抬高练习以拉伸腘绳肌（见图 12-26）。

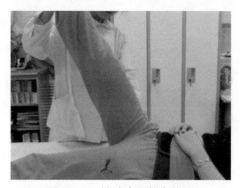

图 12-26　被动直腿抬高练习

● 步行训练，逐渐增加至可连续步行 30 分钟或连续步行 2 km，逐渐增加行走速度，达到时速 2.5～3 km（见图 12-27）。

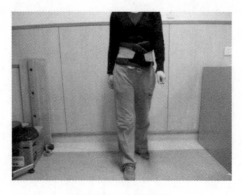

图 12-27　行走练习

- 镇痛措施（超声、磁疗、中频电疗、激光等，家庭康复患者不做）。

4. 特殊情况处理　若出现持续的腰痛、下肢麻木疼痛，训练时疼痛，严重的焦虑、抑郁情绪，需要与手术医师联系。

六、术后第四阶段（第 9～12 周）

1. 目标

- 患者培训。
- 为愈合中的融合部位提供最佳保护性环境。
- 控制疼痛。
- 增强患者对负荷体位（坐位、站立和行走）的耐受力。
- 提高肌肉力量（如果存在肌无力），包括髋部肌群、背部肌群、下肢伸肌群和屈肌群。
- 在非负荷腰椎稳定性训练中达到很好的腰椎节段控制。
- 卧位开始进行腰椎被动屈曲活动。
- 继续牵伸短缩的髋周组织（如果存在短缩）。
- 使功能活动最大化。
- 独立进行治疗性家庭训练计划。
- 继续提高对日常生活活动的耐力和耐受性。

2. 注意事项

- 逐步提高坐姿耐受性。
- 根据骨科医生的意见，决定是否穿戴支具。

3. 治疗措施

- 无痛下逐渐进行腰椎稳定性训练：

提肛收下颌练习：患者坐位，将肛门向上收提，同时下颌向后收紧，坚持10 秒，重复 20 个，每天 3 次（见图 12-20）。

卧位腰压床练习：患者仰卧位，屈髋屈膝，通过收缩腹肌，将腰下沉，贴近床面，坚持 10 秒，重复 20 个，每天 3 次（见图 12-21）。

对角线支撑练习：患者跪位，双手及双膝接触地面，头部自然下垂，向前伸出一侧上肢，同时向后伸出对侧下肢，维持 5～10 秒，换另一侧对角线上、下肢，每组 10～15 个，每天 2～3 组（见图 12-22）。

屈髋屈膝位腹肌练习：仰卧位，屈髋屈膝，患者双手抱胸，上身抬起收缩腹肌使肩膀离床（不超过 10 cm），每组 10～15 个，每天 3 次（见图 12-28）。

双腿搭桥训练：仰卧位，双手抱胸，屈髋屈膝，双脚平放在床上，抬起臀部离开床面，尽量挺直身体，并保持平衡。保持 10 秒，每组 10～20 个，每天 3 组（见图 12-25）。

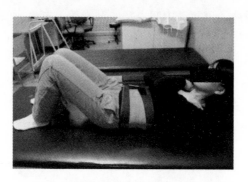

图 12-28　屈髋屈膝位腹肌练习

单腿搭桥训练：仰卧位，屈髋屈膝，左腿伸直、右腿屈曲，双上肢放在身体两侧，腰背部及右腿发力，抬起腰背部、臀部、左下肢，在空中停留 2～4 秒，缓慢放下，如此重复 10～20 次。休息 2 分钟，双下肢姿势交换，以左下肢为支撑腿完成动作（见图 12-29，家庭康复患者不应做此训练）。

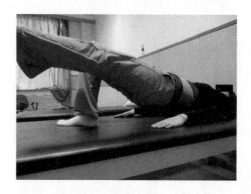

图 12-29　单腿搭桥训练

• 卧位，腰部可在无痛下进行被动屈曲练习（见图 12-30）。

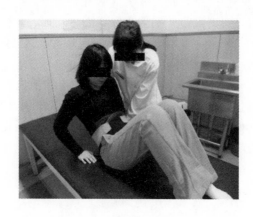

图 12-30　腰部被动屈曲练习

- 无痛下髋部肌群训练：侧卧位闭链臀中肌训练，左侧卧位，左上肢外展、肘屈曲 90°将上半身撑起，髋关节伸直，左膝屈曲 90°，右膝伸直，以肘、膝为支点，将左侧腰部、臀部及左大腿抬起，在空中停留 2 秒钟后放下为 1 个，每次 15 个，每天 2 次（见图 12-31，家庭康复患者不应做此训练）。

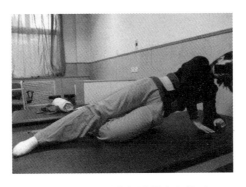

图 12-31　侧卧位闭链臀中肌练习

- 拉伸训练（如果存在组织短缩）（见图 12-26、图 12-32、图 12-33，社区、家庭康复患者不应做此训练）。

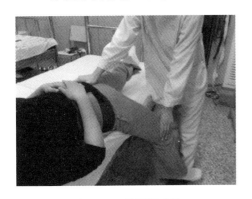

图 12-32　髂腰肌牵伸

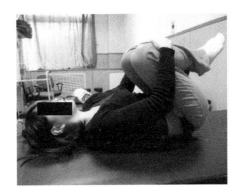

图 12-33　竖脊肌牵伸

- 步行训练，可逐渐增加连续步行 60 分钟或连续步行 5 km（见图 12-27）。
- 使用固定自行车进行有氧运动训练，逐渐过渡到连续骑行 30 分钟（见图 12-34，社区、家庭康复患者不应做此训练）。
- 继续佩戴围腰，睡眠时可去除。

4. 特殊情况处理　若出现持续的腰痛、下肢麻木疼痛，训练时疼痛，严重的焦虑、抑郁情绪，需要与手术医师联系。

5. 晋级标准

- 疼痛得到有效控制。

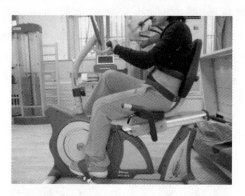

图 12-34   使用固定自行车进行有氧运动

- 坐位能坚持 90 分钟。
- 可独立连续行走 60 分钟或连续行走 5 km。
- 日常生活自理能力提高。
- 需要时可重返工作岗位。

七、术后第五阶段（第 13～15 周）

1. 目标
- 患者培训。
- 为腰椎提供安全的环境。
- 控制疼痛。
- 使功能活动最大化：让患者在充分理解保持腰椎活动安全性的情况下可重新开始部分体育活动。
- 独立进行治疗性家庭训练计划。
- 提高对日常生活活动的耐力和耐受性。

2. 注意事项
- 无痛下腰部活动。
- 逐步提高坐姿耐受性，这是多数职位完成本职工作所必需的。
- 根据骨科医生的意见，决定可否穿戴支具。
- 根据骨科医生的意见增加举起物品的重量。
- 无痛下进行渐近抗阻性练习。

3. 治疗措施
- 腰椎稳定性训练：

提肛收下颌练习：见本章第六部分。

卧位腰压床练习：见本章第六部分。

对角线支撑练习：见本章第六部分。

屈髋屈膝位腹肌练习：见本章第六部分。注意应在无痛前提下进行练习。

单腿搭桥训练：仰卧位，屈髋屈膝，一脚平放在床上，另一腿伸直，同时抬起臀部和伸直侧下肢离开床面，尽量保持挺直身体，并保持平衡。保持 10 秒，每组 10～20 个，每天 3 组（见图 12-29）。

侧卧位膝肘支撑分腿抬腰训练：侧卧位，以肘关节及双膝支撑，将臀部和腰部向上抬起，尽量保持挺直身体，并保持平衡。保持 10 秒，每组 10～20 个，每天 3 组（见图 12-35）。

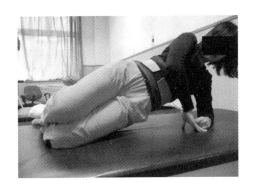

图 12-35 侧卧位膝肘支撑分腿抬腰训练

使用康复治疗球进行训练（社区、家庭康复患者不应做此训练）。

仰卧位双小腿支撑于球上的搭桥训练：仰卧位，屈髋屈膝，双脚搭于康复球上，抬起臀部尽量挺直身体，并保持平衡。保持 10 秒，每组 10～20 个，每天 3 组（见图 12-36）。

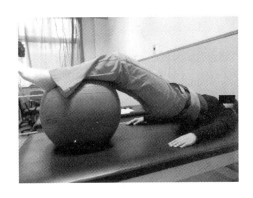

图 12-36 球上双腿搭桥训练

单桥训练：仰卧位，一腿屈曲，另一腿伸直，均平放于球上，同时抬起臀部和伸直侧下肢离开球面，尽量挺直身体，并保持平衡。保持 10 秒，每组 10～20 个，每天 3 组（见图 12-37）。

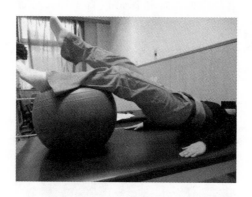

图 12-37　球上单腿搭桥训练

- 逐渐去除围腰，仅在腰部负荷情况较大时佩戴。
- 站立位弯腰练习：患者站立，缓慢在无痛下向前弯腰。
- 步行训练，可连续步行 60 分钟或连续步行 5 km（见图 12-38）。

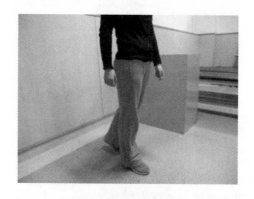

图 12-38　行走训练

- 使用固定自行车进行有氧运动训练，逐渐过渡到连续骑行 30 分钟（见图 12-34）。

4. 特殊情况处理　若出现持续腰痛、下肢麻木疼痛，训练时疼痛，严重的焦虑、抑郁情绪，需要与手术医师联系。

5. 晋级标准

- 疼痛得到有效控制。

- 坐位能坚持 90 分钟。
- 可独立连续行走 60 分钟或连续行走 5 km。
- 生活自理。
- 恢复部分工作。

八、术后第六阶段（第 16～24 周）

1. 目标
- 患者培训。
- 为腰椎提供安全的环境。
- 控制疼痛。
- 使功能活动最大化：让患者在充分理解保持腰椎活动安全性的情况下可重新开始部分体育活动。
- 独立进行治疗性家庭训练计划。
- 提高对日常生活活动的耐力和耐受性。

2. 注意事项
- 无痛下腰部活动。
- 逐步提高坐姿耐受性，这是多数职位完成本职工作所必需的。
- 根据骨科医生的意见，决定可否穿戴支具。
- 根据骨科医生的意见增加举起物品的重量。
- 无痛下进行渐近抗阻性练习。
- 日常生活中可停止使用围腰，仅在腰部负荷很大时使用以保护腰部。

3. 治疗措施
- 腰椎稳定性训练：

提肛收下颌练习：见本章第六部分。

卧位腰压床练习：见本章第六部分。

对角线支撑练习：见本章第六部分。

屈髋屈膝位腹肌练习：见本章第六部分。

单腿搭桥训练：见本章第六部分。

侧卧位膝肘支撑分腿抬腰训练：见本章第七部分。

使用康复治疗球进行训练：（社区、家庭康复患者不应做此训练）

仰卧位双小腿支撑于球上的搭桥训练：见本章第七部分。

单桥训练：见本章第七部分。

- 悬吊运动训练（见图 12-39、图 12-40、图 12-41，二级医院、社区及家庭康复患者不应做此练习）。

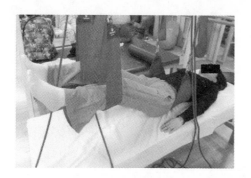

图 12-39　悬吊运动训练

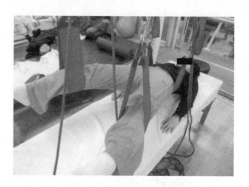

图 12-40　悬吊运动训练

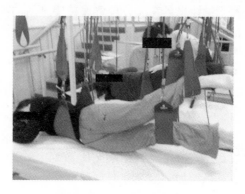

图 12-41　悬吊运动训练

- 使用脊柱运动训练器械进行躯干肌肉力量训练（见图 12-42、图 12-43、图 12-44、图 12-45，二级医院、社区及家庭康复患者不应做此训练）。

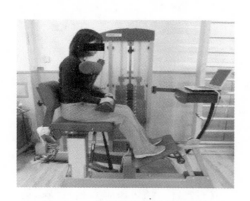

图 12-42　使用器械进行前屈训练

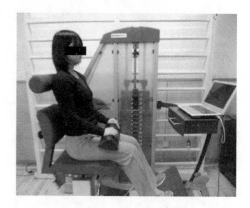

图 12-43　使用器械进行后伸训练

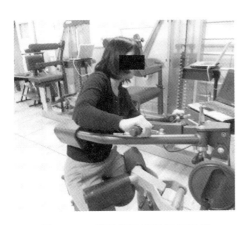

图 12-44　使用器械进行侧屈训练

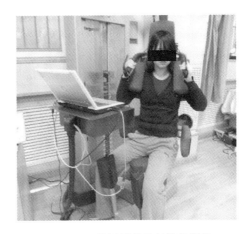

图 12-45　使用器械进行旋转训练

- 用药物缓解疼痛，学习、改进无痛下活动技巧。
- 步行训练：见本章第七部分。
- 使用固定自行车进行有氧运动训练，逐渐过渡到连续骑行 60 分钟（见图 12-34）。

4. 特殊情况处理　若出现持续的腰痛、下肢麻木疼痛，训练时疼痛，严重的焦虑、抑郁情绪，需要与手术医师联系。

5. 晋级标准
- 疼痛得到有效控制。
- 坐位能坚持 90 分钟。
- 可独立连续行走 60 分钟或连续行走 5 km。
- 恢复正常生活。
- 恢复工作。

九、术后第七阶段（第 25 周～1 年）

1. 目标
- 患者培训：调整运动项目、改善运动技巧。
- 逐步恢复体育活动，达到运动中、运动后没有疼痛的目标。
- 最大限度地减少内固定邻近节段上的过度作用力。
- 让患者理解脊柱康复是终身的事情，在生活中保持锻炼和利用良好的身体力学机制。

2. 注意事项
- 无痛下腰部活动。
- 评估非手术脊柱节段的主动活动范围，必要时进行轻柔的活动范围练习。
- 根据骨科医生的意见，确定运动时是否需要佩戴护具。

- 根据骨科医生的意见增加举起物品的重量。
- 必须认识到某些患者的疼痛、麻木可能是终身的。

3. 治疗措施

- 继续进行腰椎稳定性训练：包括提肛收下颌练习，卧位腰压床练习，对角线支撑练习，屈髋屈膝位腹肌练习，单腿搭桥训练，侧卧位膝肘支撑分腿抬腰训练，以及使用康复治疗球进行训练，包括仰卧位双小腿支撑于球上的搭桥训练及单桥训练。
- 腘绳肌、髂腰肌牵伸练习。
- 用药物缓解疼痛，学习、改进无痛下活动技巧。
- 步行训练，可连续步行 60 分钟或连续步行 5 km 以上。
- 使用固定自行车进行有氧运动训练，逐渐过渡到连续骑行 60 分钟。
- 使用设备和阻力模拟运动。

第十三章　二级医院腰椎（L4/5、L5/S1）后路内固定术后康复方案

康复方案基本原则参见第十一章。

一、腰椎退行性疾病概述

参见第十二章第一部分。

二、康复概述

参见第十二章第二部分。

三、术后第一阶段（第0～2周）

参见第十二章第三部分。

四、术后第二阶段（第3～5周）

参见第十二章第四部分。

五、术后第三阶段（第6～8周）

参见第十二章第五部分。

六、术后第四阶段（第9～12周）

参见第十二章第六部分。

七、术后第五阶段（第13～15周）

参见第十二章第七部分。

八、术后第六阶段（第16～24周）

参见第十二章第八部分。

九、术后第七阶段（第25周～1年）

参见第十二章第九部分。

第十四章 一级医院腰椎术后康复方案

康复方案基本原则参见第十一章。

第一节 腰椎术后患者在社区医疗机构康复注意事项

一、理解腰椎的生物力学特性

腰椎是身体运动的核心，腰椎上附着身体最强壮的肌肉群，如腰大肌、竖脊肌。腰部肌群从生物力学性能上可分为运动肌群，如腰大肌、竖脊肌，稳定肌群，如多裂肌，前者强壮、跨度长，后者有着非常复杂的神经控制机制，从一节腰椎向下连接到下一个腰椎，主要负责在运动中保护稳定腰椎。

二、腰椎康复的常用方法

腰椎康复的常用方法主要包括健康教育、运动训练、物理治疗、矫形器（围腰等）。需要向患者解释腰椎的力学机制，解释运动肌群与稳定肌群的关系，教育患者采取正确的生活方式保护腰椎。运动训练的主要目的是提高稳定肌群的能力，最好的训练方式包括悬吊运动训练等，适合社区应用的技术包括康复球训练技术、徒手体操等。徒手体操简单易行，但训练效果较差，如患者在康复后期仍然有较严重的腰背痛，应转往上级医院治疗。

三、何种情况下需转诊

腰背疼痛较严重，一直无明显的缓解。

下肢麻木无力的症状。

拍 X 线片发现脊柱滑脱、内固定器断裂、松动等情况。

患者出现较为严重的焦虑、抑郁情绪。

步态明显异常。

第二节 腰椎（L4/5、L5/S1）后路内固定术后康复方案

一、腰椎退行性疾病概述

参见第十二章第一部分。

二、康复概述

参见第十二章第二部分。

三、术后第一阶段（第0~2周）

参见第十二章第三部分。

四、术后第二阶段（第3~5周）

参见第十二章第四部分。

特殊情况处理： 如遇以下情况，请向三级医院转诊。

1. 持续的腰痛或腰部训练时疼痛 疼痛主要出现在下腰部或腰骶部，可用VAS疼痛评分量表测量，共0~10分，0分表示无痛；1~3分为有轻微的疼痛，患者能忍受；4~6分为患者疼痛并影响睡眠，尚能忍受；7~10分为患者有逐渐强烈的疼痛，疼痛难忍。如果患者自评大于7分，请向三级医院转诊。

2. 下肢麻木疼痛和（或）训练时加重 坐骨神经（见图14-1）是全身最粗大的神经，来自腰4、腰5和骶1~3神经根，经梨状肌下孔出骨盆至臀大肌深面，在股骨大转子与坐骨结节之间至大腿后面。下肢麻木疼痛可能与坐骨神经有关，主要表现为臀部疼痛，逐渐放射至大腿后外侧、小腿外侧、足背及足底外侧和足趾。如果以上区域出现麻木疼痛，请向三级医院转诊。

3. 下肢肌肉无力 腰4、腰5神经根受累，常表现为胫前肌和伸趾肌肌力减弱，即向上背伸踝关节和足趾力量减弱；骶1神经根受累，常表现为腓肠肌和屈趾肌肌力减弱，即向下屈曲踝关节和足趾力量减弱。如有以上区域肌力减退，请向三级医院转诊。

4. 步态明显异常 可能与腰部及下肢疼痛麻木或

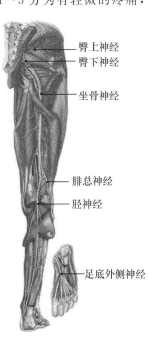

臀上神经
臀下神经
坐骨神经
腓总神经
胫神经
足底外侧神经

图 14-1 坐骨神经

无力有关，请向三级医院转诊。

5. 腰椎内固定物失效，请向三级医院转诊。

6. 严重的焦虑、抑郁情绪，请向三级医院转诊。

五、术后第三阶段（第 6～8 周）

参见第十二章第五部分。

特殊情况处理：如遇以下情况，请向三级医院转诊。

1. 持续的腰痛或者腰部训练时疼痛　疼痛主要出现在下腰部或腰骶部，可用 VAS 疼痛评分量表测量，共 0～10 分，0 分表示无痛；1～3 分为有轻微的疼痛，患者能忍受；4～6 分为患者疼痛并影响睡眠，尚能忍受；7～10 分为患者有逐渐强烈的疼痛，疼痛难忍。如果患者自评大于 5 分，请向三级医院转诊。

2. 下肢麻木疼痛和（或）训练时加重　具体见本章第二节第四部分。

3. 下肢肌肉无力　具体见本章第二节第四部分。

4. 步态明显异常　可能与腰部及下肢疼痛麻木或无力有关，请向三级医院转诊。

5. 腰椎内固定物失效，或没有融合迹象，请向三级医院转诊。

6. 严重的焦虑、抑郁情绪，请向三级医院转诊。

六、术后第四阶段（第 9～12 周）

参见第十二章第六部分。

特殊情况处理：如遇以下情况，请向三级医院转诊。

1. 持续的腰痛或腰部训练时疼痛　疼痛主要出现在下腰部或腰骶部，可用 VAS 疼痛评分量表测量，共 0～10 分，0 分表示无痛；1～3 分为有轻微的疼痛，患者能忍受；4～6 分为患者疼痛并影响睡眠，尚能忍受；7～10 分为患者有渐强烈的疼痛，疼痛难忍。如果患者自评大于 3 分，请向三级医院转诊。

2. 下肢麻木疼痛和（或）训练时加重　具体见本章第二节第四部分。

3. 下肢肌肉无力　具体见本章第二节第四部分特殊情况处理。

4. 步态明显异常　可能与腰部及下肢疼痛麻木或无力有关，请向三级医院转诊。

5. 腰椎内固定物失效，或没有融合迹象，请向三级医院转诊。

6. 严重的焦虑、抑郁情绪，请向三级医院转诊。

七、术后第五阶段（第 13～15 周）

参见第十二章第七部分。

特殊情况处理：如遇以下情况，请向三级医院转诊。

1. 持续的腰痛或腰部训练时疼痛　具体见本章第二节第六部分。

2. 下肢麻木疼痛和（或）训练时加重　具体见本章第二节第四部分。

3. 下肢肌肉无力　具体见本章第二节第四部分。

4. 步态明显异常　可能与腰部及下肢疼痛麻木或无力有关，请向三级医院转诊。

5. 腰椎内固定物失效，或没有融合迹象，请向三级医院转诊。

6. 严重的焦虑、抑郁情绪，请向三级医院转诊。

晋级标准如下。

疼痛得到有效控制。

坐位能坚持 90 分钟。

可独立连续行走 60 分钟或连续行走 5 km。

日常生活自理能力提高。

可重返工作岗位。

八、术后第六阶段（第 16～24 周）

参见第十二章第八部分。

特殊情况处理：如遇以下情况，请向三级医院转诊。

1. 持续的腰痛或者腰部训练时疼痛　具体见本章第二节第六部分。

2. 下肢麻木疼痛和（或）训练时加重　具体见本章第二节第四部分。

3. 下肢肌肉无力　具体见本章第二节第四部分。

4. 步态明显异常　可能与腰部及下肢疼痛麻木或无力有关，请向三级医院转诊。

5. 腰椎内固定物失效，或没有融合迹象，请向三级医院转诊。

6. 严重的焦虑、抑郁情绪，请向三级医院转诊。

九、术后第七阶段（第 25 周～1 年）

参见第十二章第九部分。

第十五章　腰椎常见疾病术后家庭康复方案

第一节　腰椎概述

用手指摸自己的后背，可摸到一连串的骨性突起，这就是组成脊柱的结构，医学上叫作椎骨。在腰部的椎骨为腰椎。腰椎一共有 5 个，从上向下分别称为腰1、腰 2、腰 3、腰 4 及腰 5，腰 5 再往下，连接的是骶骨的第一个椎骨，称为骶1。每块椎骨的中间有一个孔，当它们叠在一起时，中间便形成一个隧道，这个隧道里走行的是很多条神经，这些神经整体称作脊髓。

相邻椎骨之间并不是直接紧紧贴在一起的，它们之间还有个柔软的圆形的"缓冲垫"，叫作椎间盘。而且，为了保持脊柱的稳定性，脊柱周围除了有非常坚韧的韧带来巩固以外，还有紧贴椎骨的肌肉来加强，这些肌肉称作稳定肌。腰椎后路内固定手术术后，应针对稳定肌进行专门的康复训练。

腰椎的活动相对灵活，可以进行前屈、后伸、左右侧屈及左右旋转活动。当腰椎间盘向后突出并且压迫后方脊髓，或者韧带变肥厚压迫相邻脊髓等情况出现时，就会出现活动受限、疼痛、腰及腿发麻发胀、肌肉萎缩等表现，有些情况可能就需要进行手术，而腰 4/5、腰 5/骶 1 这两个节段是最容易出现上述情况的，因此，本部分着重讨论腰椎（L4/5、L5/S1）后路内固定手术后家庭康复方案。

第二节　家庭康复计划

一、术后第 1～2 周

小提示：此时还在手术急性期，会觉得腰部疼痛、无力不适，都为正常现象，无需过度恐慌，但此阶段一定要严禁腰部活动（前屈、后伸、左右侧屈、左右旋转）。

1. 踝泵练习　先用力、缓慢地向上勾脚，到最大范围，再向相反的方向，向下绷脚到最大范围，反复重复该动作，每组 5 分钟，每次 3 组，每天 3 次（见图 15-1、图 15-2）。

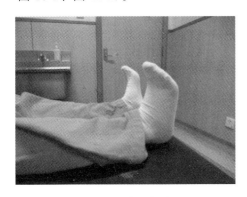

图 15-1　向上勾脚

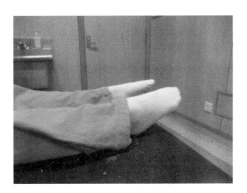

图 15-2　向下绷脚

2. 股四头肌练习　股四头肌位于大腿前侧，进行绷劲训练可以保持肌肉张力防止肌肉萎缩。绷劲维持 10 秒、放松 10 秒为一个，每次 10～15 个，每天 3 次。

3. 被动直腿抬高滑动神经练习　佩戴围腰，仰卧位，早期最好由康复治疗师操作完成被动直腿抬高动作（抬高角度＞70°为正常），出院后由家属帮忙完成。家属一手托住患者足跟，一手轻摁患者髋部，轻柔匀速地抬起下肢，抬到患者能耐受的最大范围，然后缓慢回到起始位置，重复每次 10～15 个，每天 2～3 次（见图 15-3）。

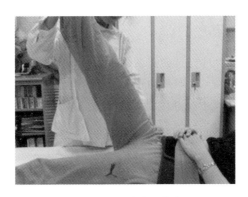

图 15-3　被动直腿抬高

4. 佩戴围腰应用步行器或拐杖在室内小范围行走　症状明显缓解者，可在室内应用步行器或拐杖小范围行走。

二、术后第 3～6 周

小提示：此阶段一定严禁腰部活动（前屈、后伸、左右侧屈、左右旋转）。

此期主要以下地行走训练为主，可逐渐增加坐、站、行走的时间，只要感到疲劳或疼痛就需要休息。坐位时选择有靠背的椅子进行训练，并在腰部放置一个垫子或枕头以支撑。不宜坐太长时间，刚开始不宜超过 10～15 分钟，循序渐进增加时间，逐步达到 20 分钟。如感到腰部不适，可酌情减量或休息。逐渐增加步行时间和距离，建议逐步达到连续步行 20 分钟或连续行走 1 公里。

三、术后第 7～12 周

小提示：在前文中提到了腰部稳定肌是围绕腰椎的很多小肌肉，术后 6 周后，如果患者自觉症状已有所改善，可以尝试以下列举的腰椎稳定肌肉训练，但务必在无痛下完成，如感觉疼痛，应停止该动作并回院复查，寻求医生的帮助。

从这一阶段开始，患者应该可以独立进行日常生活活动，如穿衣、如厕等，而且疼痛应该能得到有效地控制，如上述目标没有达到，建议回医院复查，寻求医生的帮助。

1. 提肛收下颌练习　佩戴围腰，坐位，将肛门向上收提，同时下颌向后收紧，坚持 10 秒，重复 20 个，每天 3 次。

2. 屈髋屈膝位腹肌练习　具体见第十二章第六部分。

3. 双腿搭桥训练（练习前需要征得手术医生的同意）　具体见第十二章第五部分。

4. 对角线支撑练习　具体见第十二章第五部分。

四、术后第 13～24 周

此时围腰已戴满 3 个月，可尝试在日常生活中摘掉围腰。但在进行康复训练时，尤其是进行活动量较大的康复动作，还应佩戴围腰。可继续上述练习，并增加以下内容。

1. 站立位弯腰练习（需要征得手术医生的同意）　患者站立，缓慢在无痛下向前弯腰。

2. 单腿搭桥训练　具体见第十二章第六部分。

3. 征得医生同意后，可进行慢跑等练习，也可以使用专门的腰部康复设备进行练习。